Biostatistiques
du cours au concours

COLLECTION DIRIGÉE PAR OLIVIER PLESKOFF

100% PACES

UE4
Biostatistiques
du cours au concours

Bruno Scibilia

ellipses

ISBN 978-2-7298-83645

32, rue Bargue 75740 Paris cedex 15

www.editions-ellipses.fr

Préface

Les concours de PACES sont extrêmement sélectifs : seuls 25 % des étudiants accèdent en 2e année de médecine, dentaire, pharmacie ou maïeutique (sages-femmes). Une bonne préparation est donc indispensable dans ce contexte où l'étudiant est souvent livré à lui-même.

Conçus par les meilleurs spécialistes de la PACES, les ouvrages de la collection MEDPHARMA-COURS vous donneront toutes les chances pour réussir ces concours difficiles. Leur contenu est adapté au niveau et aux besoins de chaque étudiant afin qu'il puisse travailler de manière autonome :

- Les cours clairs et complets du programme national permettent à l'étudiant d'avoir toutes les connaissances nécessaires pour aborder les exercices dans les meilleures conditions.
- La large variété de QCM couvre l'intégralité du programme et met l'étudiant en situation d'examen. Ils sont suivis de corrigés courts et synthétiques.
- Les corrigés-vidéo de haute qualité, réalisés par les auteurs, sont accessibles gratuitement sur le site WWW.MEDPHARMA-COURS.FR. L'étudiant trouvera des explications claires et détaillées sur la correction des QCM et exercices agrémentées de rappels de cours.

MEDPHARMA-COURS est le premier organisme de cours pour les étudiants en PACES, sur toute la France. Ce succès repose sur la qualité pédagogique de ses enseignants, hautement diplômés et expérimentés, connaissant le programme et les spécificités de chaque faculté PACES.

BONNE REUSSITE A TOUS !

Olivier PLESKOFF
Directeur de collection

Table des matières

1ère Partie : Probabilités et Statistiques descriptives

Chapitre 1 : Probabilités

1.1) Probabilités et Ensembles

L'intersection de deux évènements A et B est la partie commune aux deux ensembles (c'est à dire à la fois A et B)

a. Si A est inclus dans B

P(A) : Probabilité de l'événement A P(B) : Probabilité de l'événement B
P(AnB) : Probabilité de l'événement A et B (à la fois A et B), c'est-à-dire A « inter » B.
P(AnB) = P(A) : à la fois A et B

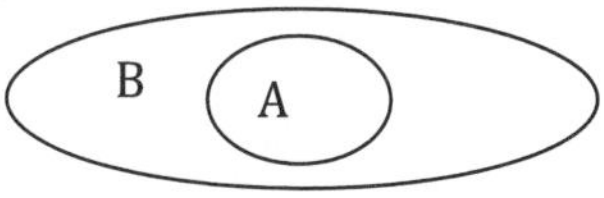

b. Si A et B sont disjoints, c'est à dire incompatibles.

P(AnB) = Ø Ø : représente l'ensemble vide

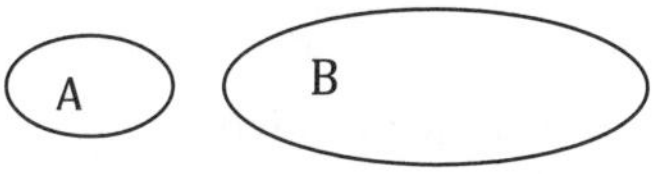

c. Si A et B ne sont pas disjoints

P(AnB) : représente la partie commune aux deux ensembles : A et B

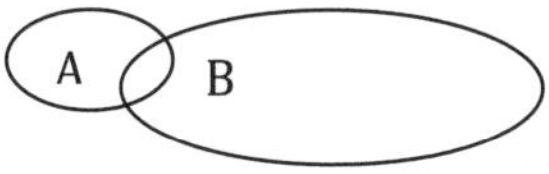

Union de deux évènements A ou B
Il s'agit de la réunion des deux ensembles : A ou B (A « union » B)

a. Si A est inclus dans B

P(AuB) = B

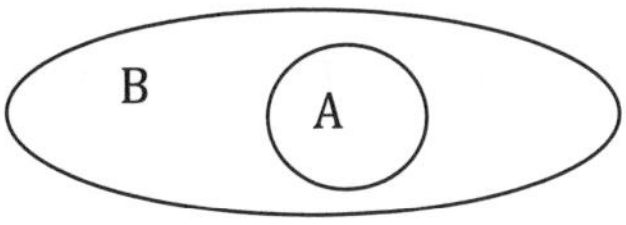

b. Si A et B sont disjoints

P(AuB) = P(A) + P(B) = A ou B

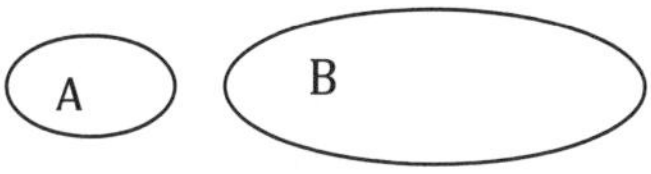

c. Si A et B ne sont pas disjoints

P(AuB) = P(A) + P(B) - P(AnB) = A ou B
On retranche l'intersection P(AnB) afin qu'elle ne soit pas comptée deux fois

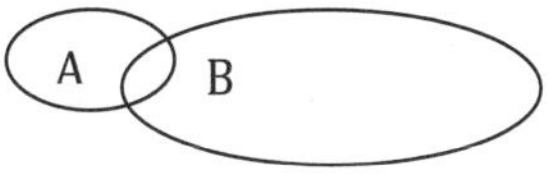

1.2) Evènements et probabilités

Une probabilité représente le nombre de cas favorables divisés par le nombre de cas possibles :

$$\text{Probabilité} = \frac{\text{Nombre de Cas Favorables}}{\text{Nombre de Cas Possibles}}$$

Soit C un évènement, on note $\bar{C}$ son complémentaire. On a alors : $P(\bar{C}) = 1 - P(C)$

Soient A et B deux évènements, on a : $P(A \cup B) = P(A) + P(B) - P(A \cap B)$

Si A et B sont incompatibles, alors : $A \cap B = \emptyset$: ensemble vide et $P(A \cap B) = 0$

$P(A \cup B \cup C) = P(A) + P(B) + P(C) - P(A \cap B) - P(A \cap C) - P(B \cap C) + P(A \cap B \cap C)$
Encore une fois, on retranche les intersections entre les deux ensembles (parties communes) car elles ont été comptées plusieurs fois, puis on ajoute l'intersection entre les trois ensembles $P(A \cap B \cap C)$ puisqu'elle a été retranchée une fois de trop.

Exemple :
Dans un jeu de 52 cartes, quelle est la probabilité de trouver un roi ou une carte de cœur en retournant une carte au hasard ?

Nombre de cas possibles : 52 cartes
Nombre de cas favorables : Roi ou Carte de cœur = Roi u (Carte de cœur) : Il s'agit d'une « union »
4 Rois dans le jeu et 13 cartes de cœur, une des cartes est un roi de cœur (comptée à la fois dans les Rois et dans les cartes de Cœur).

$P(\text{Roi}) = \frac{4}{52}$ $P(\text{Cœur}) = \frac{13}{52}$ $P(\text{Roi} \cap \text{Cœur}) = \frac{1}{52}$

$P(\text{Roi} \cup \text{Cœur}) = P(\text{Roi}) + P(\text{Cœur}) - P(\text{Roi} \cap \text{Cœur}) = \frac{4}{52} + \frac{13}{52} - \frac{1}{52}$

Les Combinaisons
On génère des combinaisons pour les cas sans remise (tirage exhaustif) et lorsque l'ordre n'est pas important :
C^2_3 : Nombre de façons d'obtenir différents groupes de deux éléments parmi trois éléments.

Exemple :
Supposons que nous disposons de trois boules blanches, combien de paires de boules blanches pourrions-nous créer à partir de ce groupe de trois boules ?

$$C^2_3 = \frac{3\,!}{(3-2)\,!\,2\,!} = 3$$

Notation :

$C^k_n = \frac{n\,!}{(n-k)!\,k!}$ avec ! : le factoriel d'un nombre, c'est-à-dire $n\,! = n*(n-1)*(n-2)*(n-3)*(n-4)* \ldots * 1$

Note : $0! = 1$: le factoriel de 0 est égal à 1.
Et $C^k_n = C^{n-k}_n$

Exemple :
Supposons que nous disposons de trois boules blanches et de quatre boules noires, combien de paires de boules de la même couleur pourrions-nous créer à partir de ces deux groupes de boules ?

Nombre de cas favorables :
Deux boules blanches parmi les (trois) boules blanches :

$C^2_3 = \frac{3\,!}{(3-2)\,!\,2\,!} = 3$

Ou encore deux boules noires parmi les (quatre) boules noires :

$C^2_4 = \frac{4\,!}{(4-2)\,!\,2\,!} = 6$

Nombre de cas possibles :
Deux boules quelconques sélectionnées parmi l'ensemble des sept boules

$C^2_7 = \frac{7\,!}{(7-2)\,!\,2\,!} = 21$

Probabilité de paires de boules de la même couleur créées à partir de ces deux groupes de boules (c'est-à-dire à partir des trois boules blanches et des quatre boules noires) : Deux boules blanches parmi les trois boules blanches ainsi que (Ou) deux boules noires parmi les quatre boules noires.

$$\text{Probabilité} = \frac{\text{Nombre de Cas Favorables}}{\text{Nombre de Cas Possibles}} = \frac{C^2_3 + C^2_4}{C^2_7} = \frac{3+6}{21} = \frac{9}{21}$$

Autre exemple :
Combien de paires de boules de couleurs différentes pourrions-nous créer à partir de ces deux groupes de boules ?

Nombre de cas favorables :
1 boule blanche parmi les (trois) boules blanches :

$C^1_3 = \frac{3\,!}{(3-1)\,!\,1\,!} = 3$

associée à une boule noire parmi les (quatre) boules noires :

$C^1_4 = \frac{4\,!}{(4-1)\,!\,1\,!} = 4$

On associe une boule blanche à une boule noire pour obtenir deux boules de couleurs différentes (paires de boules de couleurs différentes).

Nombre de cas possibles :
Deux boules quelconques sélectionnées parmi l'ensemble des sept boules

$C^2_7 = \frac{7\,!}{(7-2)\,!\,2\,!} = 21$

Nombre de cas favorables : nombre de paires de boules de couleurs différentes créées à partir de ces deux groupes de boules (à partir des trois boules blanches et des quatre boules noires). Une boule blanche doit être associée, à chaque fois, à une boule noire:

$$\text{Probabilité} = \frac{\text{Nombre de Cas Favorables}}{\text{Nombre de Cas Possibles}} = \frac{C^1_3 \times C^1_4}{C^2_7} = \frac{3 \times 4}{21} = \frac{12}{21}$$

1.3) Probabilités conditionnelles et formule des probabilités totales

1. Probabilités conditionnelles

$$P(A \text{ sachant } B) = \frac{P(A \cap B)}{P(B)}$$

Cette probabilité se note P(A/B) ou $P_B(A)$

Et $P(\overline{A}/B) = 1 - P(A/B)$: $P(\overline{A}/B)$ est le complémentaire de P(A/B)

Exemple :

Dans une classe de 25 élèves de 6ème dans un collège, 80% des élèves ont préparé leurs devoirs pour le lendemain. 85% de ceux qui ont préparé et rendu leur devoir auront une bonne note.

85% représente ici une probabilité conditionnelle (probabilité d'obtenir une bonne note sachant que l'élève a rendu son devoir : P(Bonne Note/Devoir Rendu)).

20 élèves sur 25 (80%) ont préparé leur devoir. 17 élèves sur les 20 qui ont rendu leur devoir obtiendront une bonne note ($\frac{17}{20}$ = 85% est donc une probabilité conditionnelle : sachant qu'ils ont rendu leur devoir).

- Si on reprend les données de l'exemple précédent. La probabilité d'avoir une bonne note et d'avoir rendu son devoir : P(AnB) = P(A/B)*P(B) = P(B/A)* P(A)

P(Bonne Note n Devoir Rendu) = P(Bonne Note/Devoir Rendu) * P(Devoir Rendu) = 0,85 * 0,80 = 0,68

68 % des 25 élèves, c'est-à-dire 17 élèves, ont rendu leur devoir et ont obtenu une bonne note.

- Toujours en reprenant les données de l'exemple précédent, la probabilité d'une bonne note sachant que le devoir a été rendu peut aussi être re-calculée : P(A/B) = $P_B(A)$ = P(AnB)/P(B)

$$P(\text{Bonne Note/Devoir Rendu}) = \frac{P(\text{Bonne Note n Devoir Rendu})}{P(\text{Devoir Rendu})} = 0{,}85 = \frac{0{,}68}{0{,}8}$$

Indépendance :

Si A et B sont indépendants, cela signifie que les deux événements n'ont aucune influence l'un sur l'autre : P(A/B) = P(A) et P(B/A) = P(B)

Si A et B sont indépendants alors : P(AnB) = P(A/B)*P(B) = P(B/A)* P(A) = P(A)*P(B)

A contrario si P(AnB) ≠ P(A)*P(B), cela signifie forcément que A et B ne sont pas des événements indépendants.

Exemple :

Supposons que la probabilité de voter pour le parti socialiste aux prochaines élections soit de 25% et supposons aussi que la probabilité de voter socialiste dans l'électorat féminin (sachant qu'il s'agit d'une femme) est aussi de 25% :

Cela signifie que P(Socialiste/Femme) = 0,25 et que P(Socialiste) = 0,25 donc :

P(Socialiste/Femme) = P(Socialiste) = 0,25 Il y a bien indépendance entre l'événement voter Socialiste et l'événement être une femme, et le fait d'être une femme ou un homme n'a aucune influence sur le vote pour le parti socialiste : P(Socialiste/Femme) = P(Socialiste/Homme).

Dans ce cas, P(Femme) * P(Vote Socialiste) = P(Femme n Vote Socialiste) = 0,5*0,25=0,125

12,5% de l'électorat total (hommes et femmes confondus) est constitué par des électrices socialistes : P(Femme n Vote Socialiste)

La probabilité d'un Vote Socialiste 'inter' Femme est égale à la probabilité d'être une femme multipliée par la probabilité d'un vote socialiste, puisque les deux événements sont indépendants l'un de l'autre (pas d'influences croisées entre les deux événements), dans notre exemple.

2. Formule des probabilités totales

On peut partitionner un ensemble en plusieurs sous-ensembles. Pour deux événements A et B on a :
$P(A) = P(A\cap B) + P(A\cap \overline{B})$ où $\overline{B}$ est le complémentaire de B
A est soit associé à B ($A\cap B$) soit séparé de B ($A\cap \overline{B}$). L'ensemble A peut être divisé en deux sous-ensembles complémentaires : $P(A\cap B)$ et $P(A\cap \overline{B})$

Donc $P(A) = P(A/B)*P(B) + P(A/\overline{B})*P(\overline{B})$ en utilisant les probabilités conditionnelles
Puisque $P(A\cap B) = P(A/B)*P(B)$ et $P(A\cap \overline{B}) = P(A/\overline{B})*P(\overline{B})$

<u>Exemple</u> :
Dans une classe de 25 élèves de 6ème dans un collège, 80% des élèves ont effectivement révisé leur contrôle pour le lendemain. 85% de ceux qui ont révisé leur contrôle auront une bonne note. Mais seulement 20% de ceux qui n'ont <u>pas</u> révisé leur contrôle, auront une bonne note.
P(Révision) = 0,8 P(<u>Pas</u>Révision) = 1 – P(Révision) = 0,2
P(Bonne Note/Révision) = 0,85 P(Bonne Note/<u>Pas</u>Révision) = 0,2

Quelle est la probabilité qu'un élève de cette classe ait une bonne note ?
Nous pouvons diviser les élèves en deux sous-groupes complémentaires l'un par rapport à l'autre, ceux qui ont révisé leur contrôle et ceux qui n'ont pas révisé leur contrôle.

Nous utiliserons la formule des probabilités totales :
P(Bonne Note) = P(Bonne Note ∩ Révision) + P(Bonne Note ∩ <u>Pas</u>Révision)
P(Bonne Note) = P(Bonne Note/Révision) * P(Révision) + P(Bonne Note/<u>Pas</u>Révision) * P(<u>Pas</u>Révision)
P(Bonne Note) = 0,85 * 0,8 + 0,2 * 0,2
P(Bonne Note) = 0,68 + 0,04 = 0,72

Quelle est la probabilité qu'un élève de cette classe ait une bonne note sachant qu'il a révisé ?
Supposons maintenant que nous connaissons la probabilité de révision, la probabilité de Bonne Note ainsi que P(Bonne Note/PasRévision), nous désirons maintenant estimer P(Bonne Note/Révision) que nous supposerons ne pas connaître, à ce stade :
P(Révision) = 0,8 P(<u>Pas</u>Révision) = 1–P(Révision) = 0,2 P(Bonne Note)=0,72
P(Bonne Note/Révision) = ? = X : X est une inconnue P(Bonne Note/<u>Pas</u>Révision) = 0,2

Nous utiliserons encore une fois la formule des probabilités totales :
P(Bonne Note) = P(Bonne Note/Révision) * P(Révision) + P(Bonne Note/<u>Pas</u>Révision) * P(<u>Pas</u>Révision)
P(Bonne Note) = X * 0,8 + 0,2 * 0,2
0,72 = X * 0,8 +0,04 d'où 0,72 – 0,04 = 0,8 * X d'où X = 0,68/0,8 = **0,85**
Donc P(Bonne Note/Révision) = 0,85

<u>Théorème de Bayes</u> :
Le théorème de Bayes est utile pour inverser le sens de la conditionnalité, pour passer de la probabilité de A sachant B par exemple, à la probabilité de B sachant A.

$$P(\mathbf{A/B}) = \frac{[P(\mathbf{B/A}) * P(A)]}{P(B)} = \frac{P(A\cap B)}{P(B)}$$

$$P(\mathbf{A/B}) = \frac{[P(\mathbf{B/A}) * P(A)]}{P(B/A)*P(A)+P(B/\bar{A})*P(\bar{A})} = \frac{P(A \cap B)}{P(B)}$$

Car $P(B) = P(B/A)*P(A)+P(B/\bar{A})*P(\bar{A})$: Formule des probabilités totales

Exemple :
Reprenons les données de l'exemple précédent. Quelle est la probabilité qu'un élève qui a eu une bonne note, ait effectivement révisé son contrôle ?
On doit inverser le sens de la conditionnalité car on connait P(Bonne Note/Révision) et on cherche à calculer P(Révision/Bonne Note).

$$P(\text{Révision/Bonne Note}) = \frac{P(\text{Bonne Note/Révision}) * P(\text{Révision})}{P(\text{Bonne Note})} = \frac{0{,}85 * 0{,}80}{0{,}72} = 0{,}944$$

1.4) Probabilités et diagnostique

Notre objectif est de détecter la présence d'une maladie chez un sujet (donc de diagnostiquer une maladie) tout en évitant de générer de fausses alarmes, qui sont à l'origine d'erreurs potentielles et de traitements inutiles. Un test efficace doit permettre de bien discriminer entre malades et non malades.

Quelques définitions :
La Prévalence est la probabilité d'être atteint d'une maladie M, dans la population. On la note en général p ou encore P(M).

La sensibilité est la probabilité pour un sujet d'avoir un test positif :T+ (pour une maladie) sachant que le sujet est vraiment atteint de la maladie : P(T+/M). Elle est en général notée Se. Elle représente la probabilité conditionnelle de détection d'un test, sachant que le sujet est malade. Plus la sensibilité est élevée plus le test est efficace.

La Spécificité est la probabilité pour un sujet d'avoir un test négatif :T- (pour une maladie) sachant que le sujet n'est pas atteint de la maladie = $P(T-/\bar{M})$. Elle est en général notée Spé. Elle permet d'estimer le taux de fausses alarmes associé au test. Plus la spécificité est élevée plus le taux de fausse alarme du test est faible : Spécificité = 1 – (Probabilité de fausse alarme)
Elle représente la probabilité conditionnelle de ne pas détecter une maladie (à l'aide d'un test diagnostique), sachant que le sujet n'est vraiment pas malade.
Plus la spécificité est élevée plus le test est efficace.

La Valeur prédictive positive est la probabilité conditionnelle pour un sujet d'être réellement atteint d'une maladie sachant que le sujet a eu un test positif pour cette maladie = P(M/T+). Elle est en général notée **VPP**. Il est donc préférable d'avoir une VPP élevée.

La Valeur prédictive négative est la probabilité conditionnelle pour un sujet de ne pas être atteint d'une maladie sachant que le sujet a eu un test négatif pour cette maladie = $P(\bar{M}/T-)$. Elle est en général notée **VPN**. Il est donc préférable d'avoir une VPN élevée.

Estimation de la sensibilité, de la spécificité, de la VPP et de la VPN :

Se =VP/(FN+VP)   Spé=VN/(FP+VN)

Vrais positifs (VP)	Faux positifs (FP)	**Test positif P(T+)**
Faux négatifs (FN)	Vrais négatifs (VN)	**Test négatif P(T-)**
Atteints par la maladie P(M)	**Non atteints par la maladie**	

VPP ≈ VP/(VP + FP)

VPN ≈ VN/(VN + FN)

Où :
VP = nombre de vrais positifs = P(T+ n M)
FP = nombre de faux positifs = P(T+ n $\overline{M}$)
FN = nombre de faux négatifs = P(T- n M)
VN = nombre de vrais négatifs = = P(T- n $\overline{M}$)

- Pour calculer la Spécificité ou la Sensibilité :

Se ≈ VP/(VP + FN) = P(T+ n M)/P(M) = P(T+/M)
Spé ≈ VN/(VN + FP) = P(T- n $\overline{M}$)/P($\overline{M}$) = P(T-/$\overline{M}$)

Exemple :
Nous disposons de deux tests T1 et T2 pour diagnostiquer une maladie. Le test T1 a une sensibilité de 90%, le test T2 a une sensibilité de 80%. Nous décidons d'utiliser les deux tests T1 et T2 successivement sur les sujets à analyser. Nous décidons que nous considérerons que le test est globalement positif uniquement lorsque les tests T1 et T2 seront tous les deux positifs. Quelle est la sensibilité du test global (T) sachant que les tests T1 et T2 sont indépendants l'un de l'autres ?

Test T1 : P(T1+/M) = Se (T1) = 0,9
Test T2 : P(T2+/M) = Se (T2) = 0,8
Test global : P(T+/M) = Se (Test global) = P(T1+ n T2+ / M)
Puisque T1 et T2 sont indépendants : P(T+/M) = P(T1+/M) * P(T2+/M) = 0,9*0,8 = 0,72
donc Se (global) = 0,72

Le test T1 a une spécificité de 80%, le test T2 a une spécificité de 70%. Nous décidons d'utiliser les deux tests T1 et T2 successivement sur les sujets à analyser. Nous décidons que nous considérerons que le test est globalement négatif lorsque l'un des tests T1 **ou** T2 sera négatif (il suffit que l'un des deux tests soit négatif). Quelle est la spécificité du test global (T) sachant que T1 et T2 sont indépendants l'un de l'autres ?

Test T1 : P(T1-/$\overline{M}$) = Spé (T1) = 0,8 et P(T1+/$\overline{M}$) = 1 - P(T1-/$\overline{M}$) = 0,2
Test T2 : P(T2-/$\overline{M}$) = Spé (T2) = 0,7 et P(T2+/$\overline{M}$) = 1 - P(T2-/$\overline{M}$) = 0,3

Test global : P(T-/$\overline{M}$) = Spé (Test global) = P(T1- n T2+ /$\overline{M}$) + P(T1+ n T2- /$\overline{M}$) + P(T1- n T2- /$\overline{M}$)
Puisque T1 et T2 sont indépendants P(T1- n T2+ /$\overline{M}$) + P(T1+ n T2- /$\overline{M}$) + P(T1- n T2- /$\overline{M}$) = P(T1-/$\overline{M}$) * P(T2+/$\overline{M}$) + P(T1+/$\overline{M}$) * P(T2- /$\overline{M}$) + P(T1-/$\overline{M}$) * P(T2- /$\overline{M}$) = (1-0,8)*(0,7) + 0,8*(1-0,7) + (1-0,8) * (1-0,7) = 0,2*0,7 + 0,8 * 0,3 + 0,3 * 0,2 = 0,44
Donc Spé (global) = 0,44

- Il existe deux façons différentes de calculer la VPP et la VPN

1ère façon de calculer : Si la Prévalence dans la population est équivalente à la proportion de malades (P(M)) dans l'échantillon (échantillon représentatif):
VPP ≈ VP/(VP + FP) = P(T+ n M)/P(T+) = P(M/T+)
VPN = VN/(VN + FN) = P(T- n $\overline{M}$)/P(T-) = P($\overline{M}$/$\overline{T}$-)

2ème façon de calculer : Si la Prévalence dans la population n'est pas équivalente à la proportion de malades dans l'échantillon (échantillon non représentatif) :

$$VPP = \frac{[Se * P(M)]}{[Se * P(M) + (1 - Spé) * (1 - P(M))]}$$

$$VPN = \frac{[Spé * (1 - P(M))]}{[(1-Se)*P(M) + Spé * (1 - P(M))]}$$

La 2ème façon de calculer est exacte dans tous les cas, alors que la 1ère façon de calculer décrite un peu plus haut, n'est exacte que dans le cas où l'échantillon est représentatif (Prévalence dans la population équivalente à la proportion de malades dans l'échantillon).
Dans de nombreux cas, surtout lors de l'étude de maladies rares, la proportion de malades dans l'échantillon est plus élevée que dans la population générale, pour pouvoir mieux étudier cette maladie. Il devient donc important d'utiliser la 2nde façon d'estimer la VPP et la VPN plutôt que la première.

La prévalence (proportion de malades dans la population) n'a pas d'influence ni sur la sensibilité, ni sur la spécificité, mais peut avoir un effet sur l'estimation de la VPP ou de la VPN. Pour éviter que des erreurs dans l'estimation de la proportion de malades à partir de l'échantillon (de taille souvent limitée), ne viennent biaiser l'estimation de la VPP ou de la VPN, on utilise la 2nde méthode de calcul. La 2nde méthode de calcul est basée sur l'estimation de la prévalence dans la population toute entière (et non plus à partir d'un échantillon de taille souvent réduite), une mauvaise estimation de la prévalence ne risque donc plus d'influencer la VPP ou la VPN.

Exemple :
Sur un échantillon de 200 personnes, nous avons inclu 100 personnes affectées par une maladie rare que nous désirons étudier. Un test a été utilisé pour diagnostiquer la maladie, le test est positif pour 120 sujets parmi les 200 personnes de l'échantillon. 90 sujets qui étaient réellement malades ont été testés positifs. Calculer La sensibilité ainsi que la spécificité du test utilisé :

	Malades	Non Malades	
Test Positif	90	Faux Positifs ?	120
Test Négatif	Faux Négatifs ?	Vrais Négatifs ?	80
	100	100	200

Faux Négatifs = 120 – 90 = 30Faux Positifs = 100 – 90 = 10
Vrais Négatifs = 100 – 30 = 80 – 10 = 70
Se = 90/100 = VP / Malades = 0,9
Spé = 70/100 = VN / Non Malades = 0,7

Calculer la VPP et la VPN du test utilisé :
Nous ne connaissons pas la prévalence et nous ne sommes pas sûrs que la proportion de malades dans l'échantillon soit réellement représentative.

Supposons que la prévalence est égale à 0,01; grâce à cette estimation de la prévalence nous pouvons maintenant calculer la VPP et la VPN de façon fiable.

$$VPP = \frac{[Se * P(M)]}{[Se * P(M) + (1 - Spé) * (1 - P(M))]} = \frac{0,9 * 0,01}{0,9*0,01 + 0,3*0,99} = 0,03$$

$$VPN = \frac{[Spé * (1 - P(M))]}{[(1-Se)*P(M) + Spé * (1 - P(M))]} = \frac{0,7 * 0,99}{0,1*0,01 + 0,7*0,99} = 0,998$$

Seuil du test :

On utilise donc le test diagnostique pour séparer les malades des non malades, le choix du seuil doit permettre de bien discriminer entre malades et non malades.

Dans le graphe ci-dessous, nous avons représenté la distribution des malades et des non malades par rapport à un taux mesuré.

Dans cet exemple, si l'on considère uniquement les malades, la probabilité que le taux d'un malade soit inférieur au seuil du test (test positif) représente la sensibilité (probabilité de détection) et si l'on considère uniquement les non malades, la probabilité que le taux d'un non malade soit supérieur au seuil du test (test négatif) représente la spécificité.

Les non malades devraient tous se situer au dessus du seuil de décision (zone pour laquelle le test est négatif), et les malades tous se situer sous le seuil (zone pour laquelle le test est positif), ce n'est malheureusement pas toujours le cas. Il existe donc deux types d'erreur : les faux négatifs (malades avec un test négatif) et les faux positifs (Non Malades avec un test positif).

Formule des probabilités totales :

P(erreur) = P(Test positif/ NonMalade) * P(NonMalade) + (Test négatif/Malade) * P(Malade)

Dans le graphique ci-dessous :

P(erreur) = P(Taux < Seuil/ NonMalade) * P(NonMalade) + (Taux > Seuil/Malade) * P(Malade)

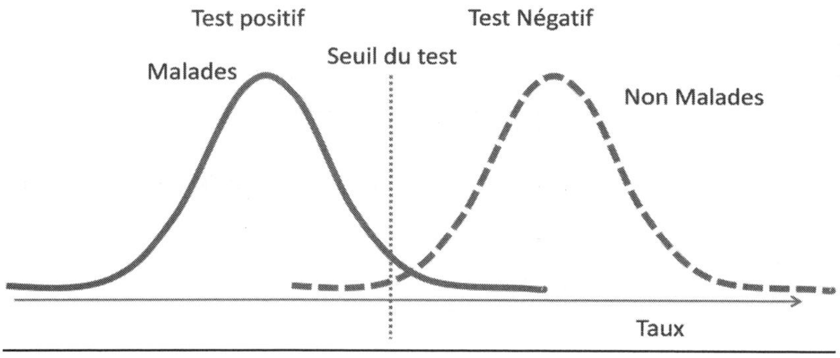

Courbe ROC ("Receiver Operating characteristic")

Un test efficace est un test qui a une sensibilité élevée (bonne probabilité de détection) et une spécificité élevée (faible taux de fausses alarmes).
En fonction du seuil que l'on se fixe pour dire que le test est positif, on obtiendra différentes valeurs de sensibilité et de spécificité.
La courbe ROC représente la courbe de la sensibilité (Se) en fonction de la quantité (1 – spécificité) = (1 – Spé) = taux de fausses alarmes. Il s'agit de la courbe qui relie les points qui représentent ces couples de valeurs spécificité / sensibilité, pour chaque seuil du test.
Plus la courbe ROC est éloignée de la droite bissectrice y = x (du côté supérieur), plus le test de dépistage est efficace pour le diagnostique.

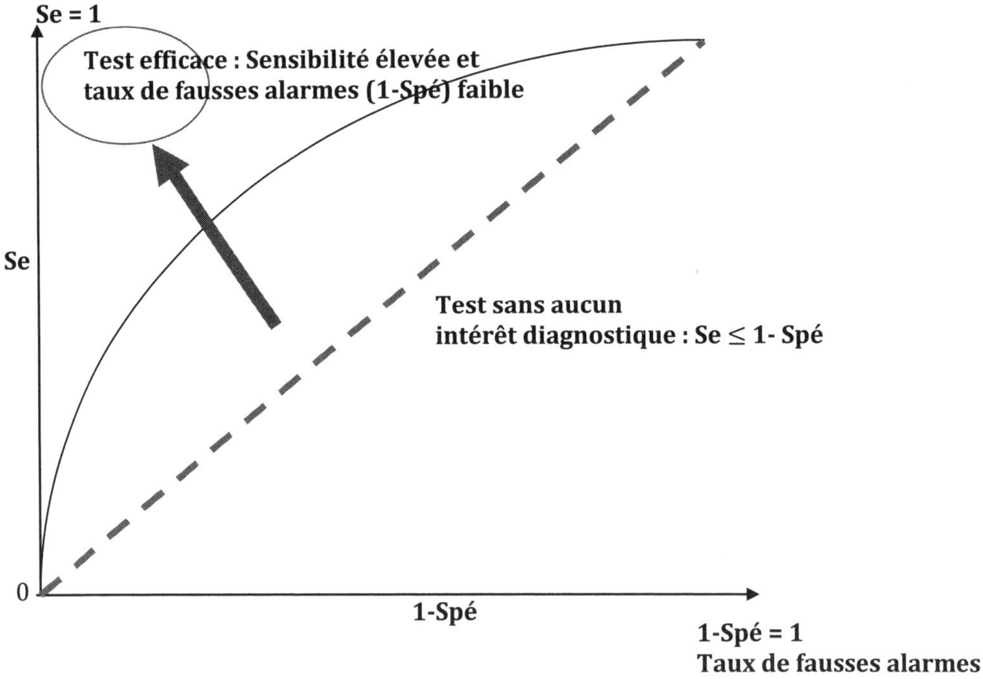

Chapitre 2 : Statistiques descriptives

2.1) Distributions statistiques

1. Caractères étudiés

Il existe deux catégories majeures de caractères : le caractère qualitatif et le caractère quantitatif. Le traitement statistique à effectuer sera différent suivant le type de données.

Caractère de type Qualitatif :
Un caractère est dit qualitatif lorsqu'il ne prend pas de valeur numérique. Ses modalités sont désignées par un mot (Bleu, Blanc, rouge ou froid/chaud, ou Sucré/Amer, ou encore Bien, Pas bien, moyen ou encore grande, moyenne, petite etc…).
Exemples : la couleur d'un véhicule, le style vestimentaire, le métier, etc.

Le caractère est qualitatif ordinal lorsqu'il existe un ordre entre les catégories : par exemple Sucré, Très Sucré, Pas très sucré ou encore Bon / Moyen / Mauvais

Le caractère est qualitatif nominal lorsqu'il **n'**existe **pas** d'ordre entre les catégories : par exemple des couleurs différentes, des villes différentes etc….

Caractère de type Quantitatif :
Un caractère est quantitatif lorsque ses modalités prennent des valeurs numériques. On distingue deux types de caractères quantitatifs : quantitatif discret et quantitatif continu.

Le caractère est quantitatif discret lorsque ses modalités ne prennent que des valeurs numériques entières et/ou un nombre fini de valeurs. Par exemple le nombre d'enfants dans une famille (pas de demi enfant, ni de quart d'enfant), le nombre d'employés dans une entreprise, le nombre de voitures que possède un ménage, sont des caractères quantitatifs discrets.

Le caractère est quantitatif continu lorsque ses modalités prennent une infinité de valeurs (par exemple pour une variable continue, des centimètres, millimètres, grammes, des centigrammes etc….). Les modalités sont souvent regroupées par classes ou intervalles. Le salaire des employés d'une entreprise, la taille des élèves dans une classe, le poids d'une population, sont des exemples de caractères quantitatifs continus.

2. Distributions discrètes et distributions continues

Une distribution est discrète si le caractère étudié est discret et une distribution est continue si le caractère étudié est continu. Les variables discrètes ne peuvent prendre que des valeurs entières positives ou nulles (par exemple nombre d'enfants, nombres d'accidents à un carrefour etc…) alors que les variables continues peuvent prendre une infinité de valeurs réelles. Les variables continues sont souvent représentées à l'aide de modalités ordonnées puis éventuellement regroupées par classe ou intervalles.

2.2) Les principaux indicateurs statistiques

1. Les indicateurs de tendance centrale

- La moyenne ou l'espérance

Pour une distribution discrète de la forme :

Modalité x_i	x_1	x_2	...	x_n
Effectifs n_i	n_1	n_2	...	n_n

Espérance = E(X) = $\frac{\sum_{i=1}^{n} n_i x_i}{n}$

Pour des valeurs continues classées par groupes ou par classes discrètes :
Si les données ont été regroupées par classes, xi correspond alors au milieu de chaque classe.

- La médiane

La médiane est la valeur pour laquelle 50% des données lui sont inférieures et 50% des données lui sont supérieures. C'est la valeur qui partage la population en deux moitiés de même effectif.

- Pour un nombre pair de données : 2N. On ordonne les données dans un ordre croisant, la médiane correspond à la moyenne entre la Nième valeur et la N+1ème valeur
- Remplacer par Pour un nombre impair de données : 2N+1. On ordonne les données dans un ordre croissant, la médiane correspond à N+1ème valeur.

<u>Exemple</u> :
Pour la suite de nombres (nombre impair de données): 1 2 3 4 5
3 est la valeur médiane (on a autant de valeurs supérieures que de valeurs inférieures par rapport à 3).
Pour la suite de nombre (nombre paire de données): 1 2 3 4
2,5 est la valeur médiane puisque 2,5 est à mi-chemin entre 2 et 3 (moyenne des deux valeurs centrales de la suite)

- Le mode

Le mode est la modalité dont l'effectif (ou la fréquence) est le(la) plus élevé(e) dans le cas d'une distribution discrète.
Dans le cas d'une distribution continue, on parle de classe modale. La classe modale est la classe dont la hauteur est la plus élevée sur l'histogramme de la distribution.

<u>Exemple</u> :
Pour la suite de nombres : 1 2 2 2 3 4 5
2 est le mode de cette suite car il s'agit de la modalité la plus fréquente.

Si la distribution est symétrique : Médiane = Moyenne = Mode

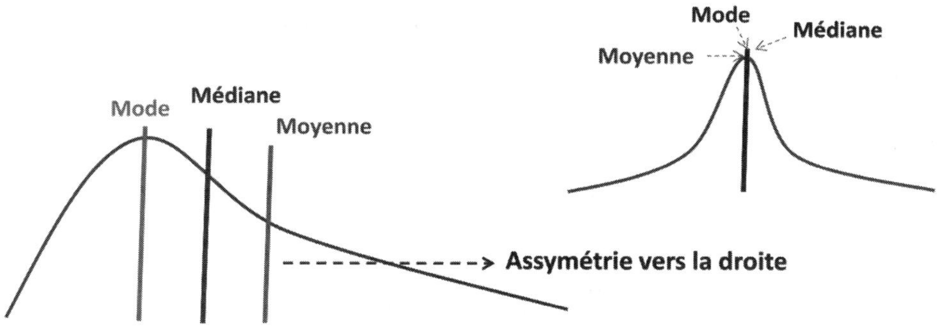

Autres indicateurs :

- Les quartiles : Le 1er quartile est la valeur pour laquelle 25% des données lui sont inférieures (75% lui sont supérieures), et le 3ème quartile est la valeur pour laquelle 75% des données lui sont inférieures (25% des données lui sont supérieures).

2. Les indicateurs de dispersion

- La variance et l'écart-type

La variance est donnée par la formule suivante :

$$Var(X) = E[(xi - E(X))^2] = E(X^2) - (E(X))^2 = \frac{\Sigma_{i=1}^{n} n_i (x_i)^2}{n} - (\text{moyenne})^2$$

avec n : le taille de l'échantillon   ni : le nombre de données dans la classe i   xi : les valeurs étudiées

Elle représente la somme des écarts au carré entre chacun des points et la moyenne (somme qui est ensuite divisée par n).
Il s'agit d'un indicateur de dispersion (de variabilité des données). Plus la variance est élevée, plus la variabilité/dispersion des données est importante dans la population.
L'écart type est la racine carrée de la variance : $\sigma_X = \sqrt{Var(X)}$
Le calcul de la variance diffère suivant que les données sont issues de la population totale ou d'un échantillon. Une population contient l'ensemble des sujets à étudier. Un échantillon est un sous-ensemble de cette population.

S : écart type observé d'un échantillon de données
σ : écart type réel de la population de toutes les données
m : moyenne observée sur un échantillon
μ : moyenne vraie de la population

Calcul de la variance lorsque la vraie moyenne est connue (variance de la population totale) :

$$\sigma^2 = \frac{\Sigma i(Xi - \mu)^2}{n} = \frac{\Sigma_{i=1}^{n} n_i (x_i)^2}{n} - (\text{moyenne vraie})^2$$

Calcul de la variance lorsque la vraie moyenne n'est pas connue (variance de l'échantillon) :

$$S^2 = \frac{\Sigma_{i=1}^{n} n_i (x_i)^2 - \frac{[\Sigma_{i=1}^{n} n_i (x_i)]^2}{n}}{n-1}$$

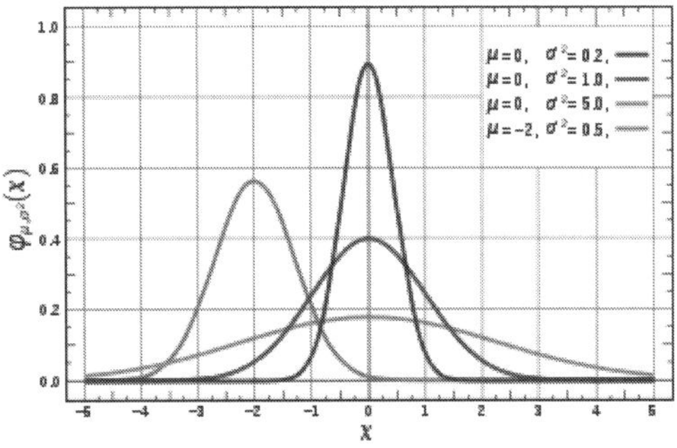

Plus σ^2 (la variance) est élevée, plus la dispersion des données est importante et plus la distribution est aplatie/évasée.

Chapitre 3 : variables aléatoires et lois de probabilité

Variable aléatoire : Une variable aléatoire est une variable qui peut prendre des valeurs différentes suivant le hasard. Elle est mesurable et est imprévisible. Elle représente le résultat d'événements qui peuvent être répétés mais sont indépendants.

3.1) Distributions discrètes

a. Calcul de l'espérance, de la variance et de l'écart type d'une variable aléatoire discrète

L'espérance d'une variable discrète : $E(X) = \sum_{k=0}^{n} k * P(X=k)$. L'espérance représente la moyenne de la population.

Exemple :

X	0	1	2	3
P(X=k)	½	¼	0	¼

Calcul de l'espérance : $E(X) = 0*1/2 + 1*1/4 + 2*0 + 3*1/4$
$E(X) = 1$

L'espérance a plusieurs propriétés, soit X et Y deux variables aléatoires et a et b deux constantes.
- L'espérance de la constante a réelle est la constante a : $E(a) = a$
- L'espérance est linéaire : $E(aX+b) = aE(X)+b$
- $E(X+Y) = E(X) + E(Y)$ et $E(X-Y)= E(X) - E(Y)$

Pour calculer la variance et l'écart type d'une variable aléatoire discrète : $V(X) = E(X^2) - (E(X))^2$

Soit : $V(X) = \sum_{k=0}^{n} k^2 * P(X=k) - (\sum_{k=0}^{n} k * P(X=k))^2$

Exemple :

X	0	1	2	3
P(X=k)	½	¼	0	¼

$E(X) = 1$
$V(X) = 0^2*1/2 + 1^2*1/4 + 2^2*0 + 3^2*1/4 - 1^2$ (Ne pas oublier de retrancher l'espérance de X au carré)
$V(X) = 10/4 - 1$ donc $V(X) = 3/2$

On en déduit l'écart type qui est égal à la racine de la variance : $\sigma(X) = \sqrt{V(X)} = \sqrt{3/2}$

La variance a plusieurs propriétés : Soit X une variable aléatoire et a une constante.
- La variance d'une constante a réelle est nulle : $V(a) = 0$
- $V(aX) = a^2V(X)$ et $V(aX+b) = V(aX) = a^2V(X)$
- $V(X + Y) = V(X) + V(Y)$ si X et Y sont indépendants
- $V(X + Y) = V(X) + V(Y) + 2\,Cov(X ;Y)$ si X et Y ne sont pas indépendants
- $V(X - Y) = V(X) + V(Y) - 2\,Cov(X ;Y)$ si X et Y ne sont pas indépendants

La covariance (Cov) est un indicateur de l'association entre variables (voir le chapitre 6 de ce livre). La covariance est égale à 0 si les deux variables sont indépendantes.

b. Fonction de répartition d'une loi discrète

Déterminer la fonction de répartition en un point x revient à calculer les probabilités cumulées croissantes. La fonction de répartition en un point x est donnée par la formule : $F(x) = P(X \leq x)$

Avec X : une variable aléatoire et x : un seuil donné. L'évènement « $X \leq x$ » signifie que X est inférieur ou égal au seuil x.

$F(x) = \sum_{k=1}^{x} P(X=k)$

$\lim_{x \to +\infty} F(x) = \lim_{x \to +\infty} \sum_{k=1}^{x} P(X=k) = 1$: Puisque le total des probabilités cumulées est égal à 100%

Exemple :

X	0	1	2	3
P(X=k)	½	¼	0	¼
F(k) = P(X≤x)	½	½ + ¼ = ¾	¾ + 0 = 3/4	¾ + ¼ =1

Diagramme de la Fonction de répartition F(x)

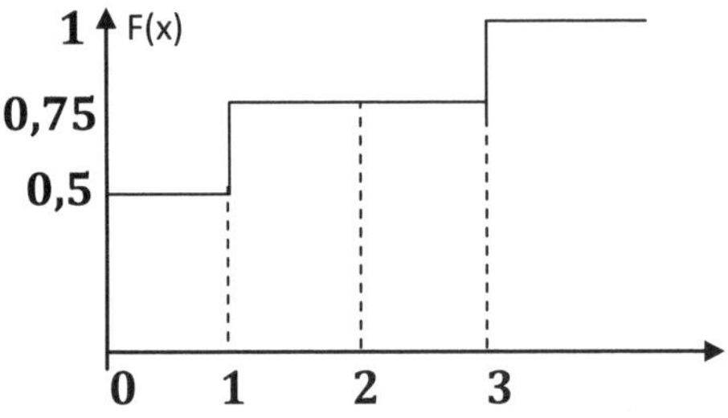

1. Les principales lois discrètes

Pour effectuer des calculs de probabilités nous nous baserons sur des lois théoriques. La loi de Bernouilli ainsi que la loi binomiale permettent de calculer des probabilités pour des réponses binaires (bon ou mauvais, 1 ou 0, OK ou Non OK...).

Pour la loi de Bernoulli il s'agit d'un événement binaire unique (on jette la pièce une seule fois et on obtient Pile ou Face), pour la loi binomiale il s'agit d'événements binaires répétés (on jette la pièce plusieurs fois et on obtient Pile ou Face, à chaque fois).

La loi de Poisson correspond à des événements qui ne sont pas binaires mais qui restent discrets (des nombres entiers) : nombre d'enfants par famille, nombre d'accidents à un carrefour, nombre de minutes d'attente...

π est la probabilité de succès d'un événement binaire (succès ou échec). E(X) représente l'espérance (la moyenne) et V(X), la variance.

	P(X=k)	E(X)	V(X)	Explications
Loi de Bernoulli de paramètre π (réponse binaire, un seul événement)	$P(X=0) = 1-\pi$ $P(X=1) = \pi$	π	$\pi(1-\pi)$	Une variable aléatoire de Bernoulli peut prendre la valeur 0 ou 1. Exemple : X = 1 s'il pleut X = 0 s'il ne pleut pas Avec la probabilité π qu'il pleuve
Loi binomiale de paramètres n et π (réponse binaire, Evénements répétés)	$C^k_n \pi^k (1-\pi)^{n-k}$	$N\pi$	$n\pi(1-\pi)$	Répétitions <u>indépendantes</u> de n variables de Bernoulli Exemple : si je lance une pièce 10 fois, quelle est la probabilité d'obtenir 5 fois faces ?
Loi de Poisson de paramètre λ Pour événements rares : défauts, accidents, morts...	$e^{-\lambda} * \lambda^k / k!$	λ	λ	Exemple : variable aléatoire égale au nombre de minutes d'attente à un arrêt de bus (la réponse n'est plus binaire) Le paramètre λ est égal à la moyenne et est aussi égal à la variance.

Dans le cas d'une *distribution discrète*, les variables aléatoires ne peuvent prendre que des valeurs entières. L'évènement « X < x » signifie que X est inférieur strictement au nombre entier x. Il peut prendre pour valeur tous les nombres inférieurs à x mais ne peut pas être égal à x, alors que l'évènement « X ≤ x » signifie que X est inférieur ou égal au nombre entier x.

Par exemple « X < 3 » signifie que X peut prendre n'importe quelle valeur entière inférieure strictement à 3 mais pas 3. X peut être égale à 0, 1 ou 2 mais pas 3 car il s'agit d'une inégalité stricte.

$P(X < x) = P(X \leq x-1)$
$P(X > x) = 1 - P(X \leq x)$ et $P(X \geq x) = 1 - P(X < x)$
$P(x \leq X \leq y) = P(X \leq y) - P(X < x) = P(X \leq y) - P(X \leq x-1)$
$P(x \leq X < y) = P(X < y) - P(X < x) = P(X \leq y-1) - P(X \leq x-1)$
$P(x < X < y) = P(X < y) - P(X \leq x) = P(X \leq y-1) - P(X \leq x)$
$P(x < X \leq y) = P(X \leq y) - P(X \leq x)$

<u>Un exemple pour la loi binomiale</u> :
La probabilité d'une guérison sans séquelles, d'une maladie donnée, six mois après le début du traitement, est de 60%. La probabilité d'une guérison totale est indépendante d'un sujet à l'autre. On s'intéresse à une série de 5 sujets après six mois de traitement.
Quelle est la probabilité dans une série de 5 sujets qui ont suivi le traitement d'avoir 4 guérisons totales et 1 sujet non totalement guéri ?

Réponse : X suit une loi binomiale avec n = 5 (nombre d'événements indépendants) et π=0,6 (probabilité de succés) et 1- π = 0,4 (probabilité d'échecs) donc X~B(5;0,6).
$P(X=4) = C^4_5 (0,6)^4 (0,4)^1 = 0,26$ donc la probabilité est de 26% (voir la table de la loi binomiale à la fin du livre)

Un exemple pour la loi de Poisson :
Le temps d'attente moyen dans un cabinet médical est de 9 minutes. Ce temps d'attente suit une loi de Poisson. Quelle est la probabilité d'attendre entre 12 et 15 minutes dans ce cabinet médical ?
Pour une loi de Poisson, le paramètre λ est égal à la moyenne (λ est aussi égal à la variance).

$$P(12 \leq X \leq 15) = P(X=12) + P(X=13) + P(X=14) + P(x=15)$$
$$= (e^{-9})*9^{12}/12! + (e^{-9})*9^{13}/13! + (e^{-9})*9^{14}/14! + (e^{-9})*9^{15}/15!$$

(Voir la table de la loi de Poisson à la fin du livre).

3.2) Distributions continues

1. Variable aléatoire continue

   a. Calcul de l'espérance, de la variance et de l'écart type d'une variable aléatoire continue

L'espérance d'une variable aléatoire continue a des propriétés identiques à celles d'une variable aléatoire discrète:

- L'espérance d'une constante a réelle est cette même constante a : $E(a) = a$
- L'espérance est linéaire : $E(aX+b) = aE(X)+b$

Calcul de la variance et l'écart type d'une variable aléatoire continue
$V(X) = E(X^2) - (E(X))^2$

L'écart type est égal à la racine de la variance : $\sigma(X) = \sqrt{V(X)}$

La variance d'une variable aléatoire continue a les mêmes propriétés que celle d'une variable aléatoire discrète :
- Pour deux variables aléatoires indépendantes : $V(X+Y) = V(X) + V(Y)$ et $V(X-Y) = V(X) + V(Y)$
- La variance d'une constante a réelle est nulle : $V(a) = 0$
- $V(aX) = a^2V(X)$
- $V(aX+b) = V(aX) = a^2V(X)$
- $V(X + Y) = V(X) + V(Y)$ si X et Y sont indépendants
- $V(X + Y) = V(X) + V(Y) + 2\,Cov(X ;Y)$ si X et Y ne sont pas indépendants
- $V(X - Y) = V(X) + V(Y) - 2\,Cov(X ;Y)$ si X et Y ne sont pas indépendants

La covariance (Cov) est un indicateur de l'association entre variables. La covariance est égale à 0 si les deux variables sont indépendantes.

On peut cumuler des variances mais on ne peut pas cumuler des écarts-types. Pour additionner des écart-types, il faut donc toujours passer par les variances. La racine de la variance totale représente alors l'écart-type total.

Exemple :
Dans un cabinet médical, l'écart-type du temps d'attente est de 3 minutes et l'écart-type du temps de la visite médicale est de 2 minutes, quel est l'écart-type total ?

La variance du temps d'attente est de 9 minutes (3^2), la variance du temps de la visite médicale est de 4 minutes (2^2), et la variance totale est donc de 13 minutes (9+4). Nous cumulons les variances puisqu'il n'est pas possible de cumuler des écarts-types. L'écart-type total est donc : $\sqrt{13}$

b. Densité d'une loi continue

La densité d'une loi continue représente la distribution des probabilités, elle possède trois propriétés :

- f est continue presque partout
- Pour tout x de R, $f(x) \geq 0$
- $\int_{-\infty}^{+\infty} f(x)dx = 1$: car la somme des probabilités est égale à 100%

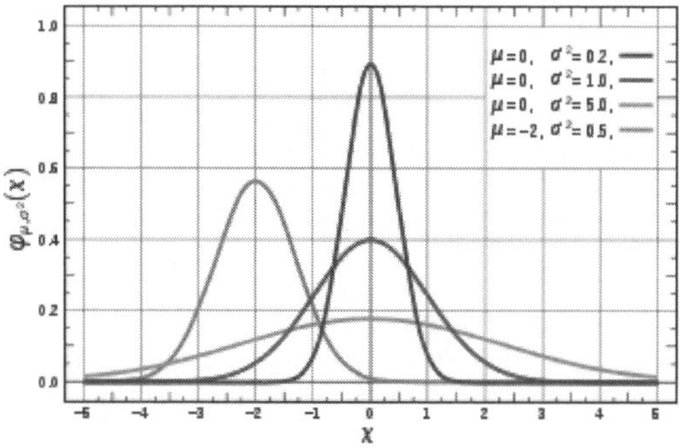

Fonctions de densité de plusieurs lois normales continues. La surface totale sous les courbes représente 100% dans chacun des cas (dans le graphique ci-dessus). Pour des lois continues, les probabilités sont représentées par des surfaces (les probabilités sont donc calculées à partir des intégrales de ces surfaces).

Un exemple d'une fonction de densité :

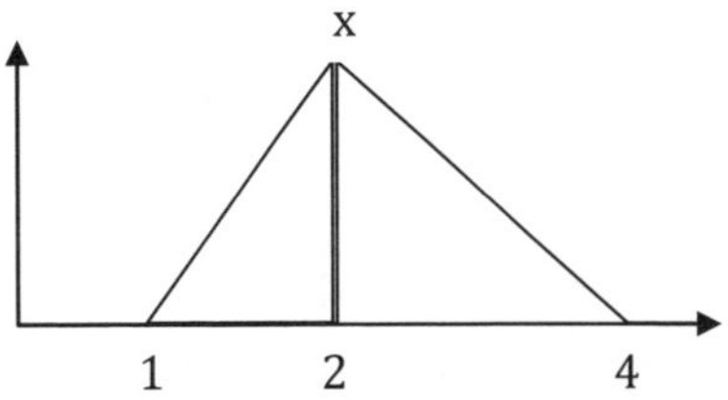

Il s'agit de déterminer la valeur de x (la hauteur du triangle) de façon à obtenir une densité de probabilité. Par définition, la surface totale d'une fonction de densité représente 1 (100%).

Dans un triangle rectangle : $\frac{\text{base} * \text{hauteur}}{2}$ = Surface

Le triangle ci-dessus est constitué de deux triangles rectangles.

Surface totale = $\frac{(2-1) * x + (4-2) * x}{2} = \frac{x + 2x}{2} = 1{,}5x = 1$ donc $x = 2/3$

Pour une hauteur $x = 2/3$, on obtient une surface totale de 1 (100%).

c. Fonction de répartition d'une loi continue

$F(x) = P(X \leq x)$ $\qquad F(x) = \int_{-\infty}^{x} f(x)dx$

Elle représente la probabilité qu'une variable aléatoire soit inférieure à un seuil x donné (l'intégrale de la surface de la courbe sous ce seuil x).

La fonction de répartition d'une loi continue possède trois propriétés :

- $\lim_{x \to +\infty} F(x) = 1$

- $\lim_{x \to -\infty} F(x) = 0$
- F est strictement croissante

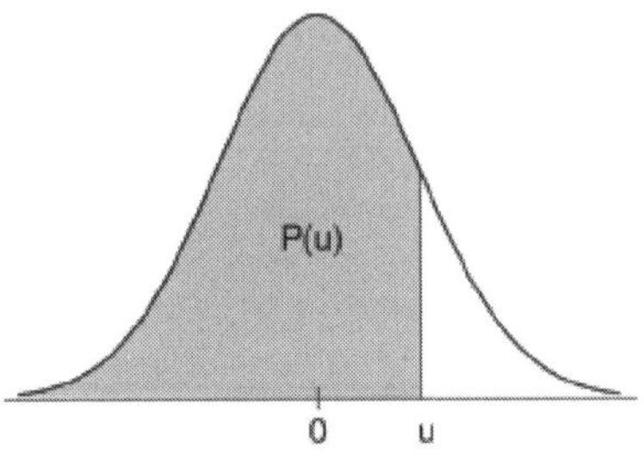

La fonction de répartition de u : F(u) = P(X<u).
La zone/surface grisée dans le graphique représente la probabilité d'obtenir une valeur inférieure à u (exemple pour une loi normale continue). Il s'agit de l'intégrale de la densité de la distribution.

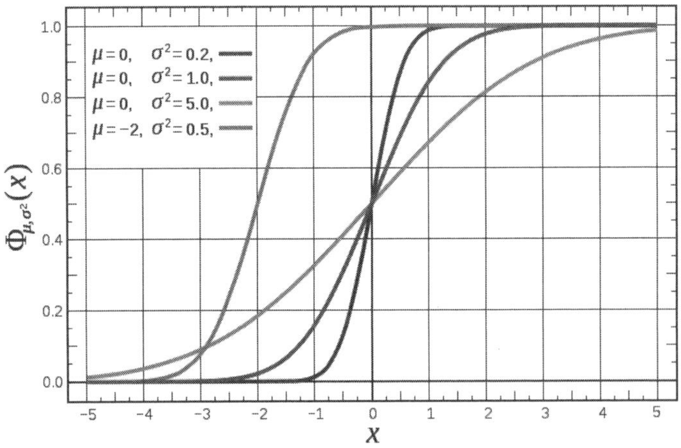

Fonctions de répartition de plusieurs lois normales continues : On cumule les probabilités inférieures à une valeur donnée. Dans le graphique ci-dessus, on a représenté les probabilités cumulées d'obtenir une valeur inférieure à *X*. La 'courbe en cloche' qui représente la loi normale se transforme alors en un S, lorsque l'on considère l'intégrale (probabilités cumulées) pour chaque valeur de x.

2. Les principales lois continues

	Densité	Fonction de répartition	E(X)	V(X)
Loi uniforme continue	$f(x) = 1/(b - a)$ si $x \in [a,b]$ $f(x) = 0$ sinon a est la borne inférieure b la borne supérieure	$F(x) = 1$ si $x>b$ $F(x) = (x - a)/(b - a)$ si $x \in [a,b]$ $F(x) = 0$ si $x<a$	$(a+b)/2$	$(b-a)^2/12$
Loi exponentielle de paramètre λ	$f(x) = \lambda e^{-\lambda x}$ si $x \geq 0$ $f(x) = 0$ si $x<0$	$F(x) = 1 - e^{-\lambda x}$ si $x \geq 0$ $F(x) = 0$ si $x<0$	$1/\lambda$	$1/\lambda$
Loi N(0,1) Centrée réduite	$f(x)=(1/\sqrt{(2\pi)})*e^{-(1/2)x^2}$ pour tout x réel	$F(x)=\int^{x}_{-\infty} (1/\sqrt{(2\pi)}) * e^{-(1/2)t^2}dt$	0	1
Loi $N(m, \sigma)$	$f(x)=(1/\sigma\sqrt{(2\pi)})*e^{-(1/2\sigma^2)*(x-m)^2}$ pour tout x réel	$F(x)=\int^{x}_{-\infty}(1/\sigma\sqrt{(2\pi)})*e^{-(1/2\sigma^2)*(t-m)^2}$ dt	m	σ^2

<u>Un exemple pour une loi uniforme</u> :

Les bornes d'une loi uniforme sont [9 ; 12]. Quelle la probabilité d'avoir une valeur inférieure à 10 ?

$P(X \leq 10) = F(10) = \frac{(10 - 9)}{(12 - 9)} = 1/3$

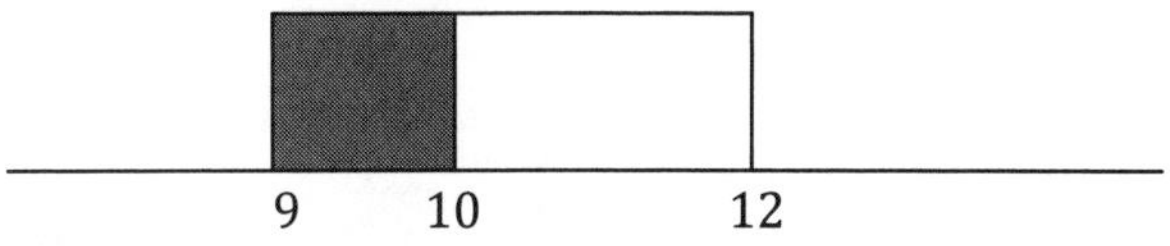

Quelle est la probabilité d'avoir une valeur entre 11 et 10 ?

$P(10 \leq X \leq 11) = F(11) - F(10) = \frac{(11 - 9)}{(12 - 9)} - 1/3 = 2/3 - 1/3 = 1/3$

<u>Un exemple pour une loi exponentielle</u> :

Le temps d'attente dans un hôpital dure 30 minutes en moyenne. Le temps d'attente suit une loi exponentielle. Quelle est la probabilité d'attendre plus de 40 minutes ?

Dans une loi exponentielle : moyenne = $1/\lambda$ donc dans ce cas $\lambda = 1/30$

$P(40 \geq X) = 1 - P(40 \leq X) = 1 - F(40) = 1-(1 - e^{-\lambda x}) = 1 - (1 - e^{-40/30}) = e^{-4/3}$

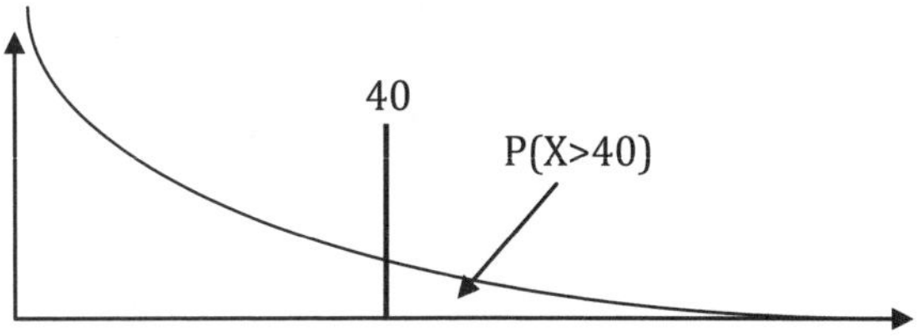

- La loi exponentielle est une loi « sans mémoire » : Une caractéristique importante de la loi exponentielle est que la probabilité d'attendre plus de 45 minutes sachant que l'on a déjà attendu 40 minutes est égale à la probabilité d'attendre plus de 35 minutes sachant que l'on a déjà attendu 30 minutes et est aussi égale à la probabilité d'attendre au moins 5 minutes de plus, quel que soit le temps d'attente déjà passé: $P(X>45/X>40) = P(X>35/X>30) = P(X>5)$

On dit que la loi exponentielle est une loi « sans mémoire », en effet, la probabilité d'attendre 5 minutes de plus, est toujours la même, quel que soit le temps d'attente déjà passé.

1. Calcul de probabilité pour la Loi Normale : Utilisation de la table unilatérale de la fonction de répartition de la loi normale centrée réduite N(0,1)

Pour calculer la probabilité qu'une variable aléatoire qui suit une loi normale, soit supérieure ou inférieure à un certain seuil et obtenir la valeur d'une probabilité donnée par $F(x) = P(X \leq x)$, on utilise la table unilatérale de la fonction de répartition de la loi N(0,1) (voir la table à la fin du livre), où F est la fonction de répartition de la loi N(0,1).

Par exemple pour une loi normale centrée réduite (moyenne = 0 et écart-type = 1) :
$F(0) = P(X \leq 0) = 0,5$
$F(0,5) = P(X \leq 0,5) = 0,6915$
$F(1) = P(X \leq 1) = 0,8413$
$F(2) = P(X \leq 2) = 0,9772$

Lorsque x est négatif, puisque la densité de probabilité de la Loi Normale est symétrique, on peut en déduire une probabilité : $F(-x) = 1 - F(x)$

Par exemple :
$F(-0,5) = P(X \leq -0,5) = 1 - F(0,5) = 1 - 0,6915 = 0,3085$
$F(-1) = 1 - F(1) = 1 - 0,8413 = 0,1587$
$F(-1,5) = 1 - F(1,5) = 1 - 0,9332 = 0,0668$

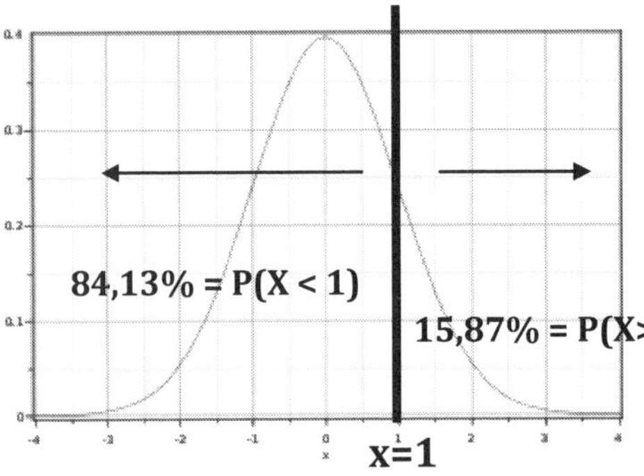

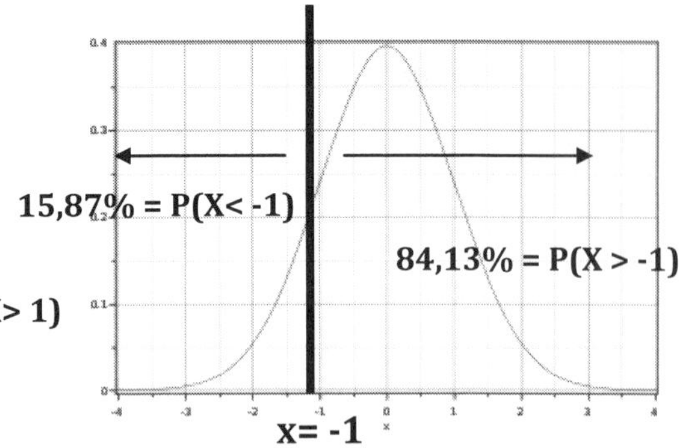

2. Utilisation de la table de la loi normale centrée réduite N(0,1) *(voir la table à fin du livre)*

Si on connaît la valeur de la probabilité (P), on peut aussi en déduire la valeur du seuil x utilisé.
On cherche dans la table unilatérale des fractiles (voir à la fin du livre) de la fonction de répartition de la loi N(0 ;1), la valeur $x = F^{-1}(P)$
Il est important de noter que si $P<0,5$, on a $x = -F^{-1}(1-P)$.

Par exemple :
$F^{-1}(0,8413) = 1$ $\qquad$ $F^{-1}(0,5) = 0$
$F^{-1}(0,0228) = - F^{-1}(1 - 0,0228) = - F^{-1}(0,9772) = -2$ ne pas oublier le signe (–) car $0,0228 < 0,5$

<u>Extrait de la table de la loi normale unilatérale</u> : la 1ère colonne indique les chiffres avant la virgule ainsi que le premier chiffre après la virgule pour u ou z ou x, alors que la 1ère ligne de la table indique le deuxième chiffre après la virgule pour u ou z ou x.

F(0) = 0,5

u	0	1	2	3	4	5	6	7	8	9
0,0	0,5000	0,5040	0,5080	0,5120	0,5160	0,5199	0,5239	0,5279	0,5319	0,5359
0,1	0,5398	0,5438	0,5478	0,5517	0,5557	0,5596	0,5636	0,5675	0,5714	0,5753
0,2	0,5793	0,5832	0,5871	0,5910	0,5948	0,5987	0,6026	0,6064	0,6103	0,6141
0,3	0,6179	0,6217	0,6255	0,6293	0,6331	0,6368	0,6406	0,6443	0,6480	0,6517
0,4	0,6554	0,6591	0,6628	0,6664	0,6700	0,6736	0,6772	0,6808	0,6844	0,6879
0,5	0,6915	0,6950	0,6985	0,7019	0,7054	0,7088	0,7123	0,7157	0,7190	0,7224
0,6	0,7257	0,7291	0,7324	0,7357	0,7389	0,7422	0,7454	0,7486	0,7517	0,7549
0,7	0,7580	0,7611	0,7642	0,7673	0,7704	0,7734	0,7764	0,7794	0,7823	0,7852
0,8	0,7881	0,7910	0,7939	0,7967	0,7995	0,8023	0,8051	0,8078	0,8106	0,8133
0,9	0,8159	0,8186	0,8212	0,8238	0,8264	0,8289	0,8315	0,8340	0,8365	0,8389
1,0	0,8413	0,8438	0,8461	0,8485	0,8508	0,8531	0,8554	0,8577	0,8599	0,8621
1,1	0,8643	0,8665	0,8686	0,8708	0,8729	0,8749	0,8770	0,8790	0,8810	0,8830

F(1) = 0,8413

Pour une *distribution continue* :

- Si x est un seuil donné et X une variable aléatoire : P(X = x) = 0 ; en effet, la probabilité que la variable aléatoire X soit exactement égale à une valeur ponctuelle x, est nulle. Si on observe le graphique ci-dessus : on constate que P(X=1) correspond à l'épaisseur du trait donc avec une surface nulle.

$P(X < x) = P(X \leq x)$
$P(X > x) = 1 - P(X \leq x) = 1 - P(X < x)$
$P(x \leq X \leq y) = P(x \leq X < y) = P(x < X < y) = P(x < X \leq y) = P(X \leq y) - P(X \leq x)$
Ces inégalités sont utiles pour le calcul de probabilités en particulier lorsqu'il s'agit de lire des valeurs dans les tables de lois statistiques (à la fin du livre).

3. Loi normale quelconque d'espérance (moyenne) μ et d'écart type σ

Si X suit la loi N(μ, σ) et que l'on cherche P(X≤x), il suffit de centrer et de réduire X.

Pour centrer la moyenne sur 0 et réduire l'écart-type à 1, on utilise la formule suivante : $Z = \frac{(X - \mu)}{\sigma}$

Après centrage et réduction Z suit la loi N(0,1) centrée sur 0 et avec un écart-type de 1.

$$P(X \leq x) = P\left(\frac{(X-\mu)}{\sigma} \leq \frac{(x-\mu)}{\sigma}\right) = F\left(\frac{x-\mu}{\sigma}\right) = F(z) = P(Z<z)$$

Par exemple si X suit la loi N(5;2) alors : $P(X \leq 5) = P\left(X < \frac{(x-5)}{2}\right) = P\left(X < \frac{(5-5)}{2}\right) = F(0) = 0,5$

D'autre part, s'il nous est demandé de trouver le seuil x qui donne une probabilité connue, on cherche la valeur du seuil en utilisant la table des fractiles de la fonction de répartition de la loi N(0,1) unilatérale (voir la table à la fin du livre) :

Exemple :
La variable aléatoire X suit une loi normale de type N(5;2) nous savons que $P(X \leq x) = 0{,}0668$ et nous cherchons à déterminer la valeur de ce seuil x :
Nous allons tout d'abord centrer et réduire la variable aléatoire X (avec une moyenne de 5 et un écart-type de 2) $\Leftrightarrow P((X-5)/2) \leq P((x-5)/2)) = 0{,}0668 \Leftrightarrow (x-5)/2 = F^{-1}(0{,}0668) = -1{,}5$ en lisant dans la tables des fractiles (on obtient un nombre négatif car 0,0668<0,5) $\Leftrightarrow (x-5)/2 = -1{,}5 \Leftrightarrow x-5 = -3 \Leftrightarrow x=2$

Un exemple pour une loi Normale :
La taille des filles des classes de terminale dans un lycée suit une loi normale de moyenne 160 cm et d'écart-type 10 cm. Quelle est la probabilité qu'une lycéenne en terminale ait une taille inférieure à 170 cm ?

On centre et réduit, tout d'abord, la valeur 170 : $Z = \frac{X - \text{Moyenne}}{\text{Ecart-type}} = \frac{170 - 160}{10} = 1$

Après avoir centré et réduit 170, nous pouvons aller chercher les valeurs caractéristiques dans la table de la loi normale centrée réduite unilatérale N(0;1) (à la fin du livre):
Pour Z = 1, P(Z<1) = F(1) = 84% donc la probabilité qu'une lycéenne en terminale ait une taille inférieure à 170 cm est de 84%

-Quelle est la probabilité qu'une lycéenne en terminale ait une taille supérieure à 170 cm ?
$P(X \leq 170) = 84\,\%$ donc $P(170 \leq X) = 1 - P(X \leq 170) = 1 - 84\% = 16\%$

-Quelle est la probabilité qu'une lycéenne en terminale ait une taille supérieure à 150 cm ?

On centre et on réduit, tout d'abord, la valeur 150 : $Z = \frac{X - \text{Moyenne}}{\text{Ecart-type}} = \frac{150 - 160}{10} = -1$
Nous allons chercher les valeurs caractéristiques dans la table de la loi normale centrée réduite N(0;1) unilatérale. La table unilatérale ne mentionne que les valeurs positives mais par symétrie, nous pouvons en déduire que P(-1< Z) = P(Z<1) = 84%

-Quelle est la probabilité qu'une lycéenne en terminale ait une taille inférieure à 170 cm mais supérieure à 150 cm ?
$P(150 < X < 170) = P(X<170) - PX<150) = P(Z<1) - P(Z<-1) = 0{,}84 - 0{,}16 = 0{,}68$
Par symétrie $P(Z<-1) = 1 - P(Z > 1) = 0{,}16$

3. Autres lois continues

La loi du Khi deux (voir la table à fin du livre):
Si une suite de variables aléatoires X_i, pour i = {1,2,..., n}, suivent toutes la loi normale centrée réduite N(0;1) et sont indépendantes alors :

$Y = \sum_{i=1}^{n} (X_i)^2$ suit la loi du khi deux à n degrés de liberté (n étant le nombre de variables X centrées réduites)
On a : Espérance : E(Y) = n et la Variance : V(Y) = 2n

La loi de Student (voir la table à fin du livre):
Si X suit la loi normale centrée réduite N(0,1) et si Y suit une loi du khi deux à n degrés de liberté :

Alors $T = \frac{X}{\sqrt{(Y/n)}}$ suit une loi de Student à n degrés de liberté

1ère série d'exercices : **(les corrections se trouvent à la fin du livre)**

Question 1 : Dans un hôpital donné, on a observé à l'aide de questionnaires de satisfaction, que la probabilité qu'un sujet soit satisfait à la suite de son hospitalisation est de 80%. La probabilité qu'un sujet soit satisfait ou non est indépendante d'un sujet à l'autre. On s'intéresse à une série de 5 questionnaires de satisfaction. Parmi les propositions suivantes laquelle (lesquelles) est (sont) vraie(s) :

A) Après avoir reçu 4 formulaires de sujets satisfaits, le service en charge des enquêtes de satisfaction en reçoit un 5ème, la probabilité dans une série de 5 formulaires de satisfaction d'avoir 4 sujets satisfaits et 1 sujet insatisfait est de 41%.

B) Dans ce contexte, on observe en moyenne 2,5 formulaires des sujets satisfaits sur une série de 5 formulaires de satisfaction.

C) Après avoir déjà reçu 4 formulaires de la part de sujets satisfaits, la probabilité que le 5ème formulaire soit issu d'un client satisfait est de 80%.

D) Après avoir déjà reçu 4 formulaires de la part de sujets satisfaits, la probabilité que le 5ème formulaire soit issu d'un client satisfait est de 41%.

E) Après avoir reçu un formulaire d'un sujet satisfait, le service en charge des enquêtes de satisfaction en reçoit un 2ème, la probabilité sur une série de 2 formulaires de satisfaction d'avoir 2 sujets qui ont la même opinion est de 68%.

Question 2 : Suite de la question précédente - Parmi les propositions suivantes laquelle (lesquelles) est (sont) vraie(s) :

A) Il s'agit d'une expérience aléatoire qualitative
B) Il s'agit d'une expérience quantitative discrète
C) Il s'agit d'une expérience quantitative continue
D) La probabilité qu'un sujet soit satisfait est constante
E) La probabilité qu'un sujet soit satisfait n'est pas constante

Question 3 : La prévalence d'une maladie est de 10% dans la population générale. Un test diagnostique a une sensibilité de 90% et une spécificité de 80%. Parmi les propositions suivantes laquelle (lesquelles) est (sont) vraie(s) :

A) Plus la sensibilité est grande, plus la fréquence des faux négatifs parmi les malades est faible.
B) Plus la fréquence des faux Positifs est faible, plus la sensibilité est grande.
C) Dans le cas d'un échantillon non représentatif, la détermination de la valeur prédictive positive nécessite de connaître la prévalence de la maladie.
D) La détermination de la sensibilité et de la spécificité nécessite un échantillon représentatif (de même prévalence que dans la population générale).
E) La valeur prédictive positive du test dans cette population sélectionnée est de 50%.

Question 4 : Dans deux échantillons représentatifs de malades d'une part et de sujets sains d'autre part, on dose une enzyme dont le taux sanguin est diminué chez les malades. On obtient les fréquences cumulées (fonction de répartition) du taux d'enzyme dans ces deux groupes dont des extraits sont donnés ci-dessous :

Sujets SAINS

Taux Enzyme	Fréquences cumulées
160	0,05
162	0,07
165	0,11
170	0,15
220	1

Sujets MALADES

Taux Enzyme	Fréquences cumulées
130	0,01
160	0,85
162	0,86
165	0,87
200	1

On considère comme test positif le fait d'observer un taux inférieur à un seuil. Parmi les propositions suivantes laquelle (lesquelles) est (sont) vraie(s) :

A) Pour Seuil = 165 la spécificité du test est de 89%
B) Pour Seuil = 165 la spécificité du test est de 13%
C) Pour Seuil = 165 la spécificité du test est de 11%.
D) Pour Seuil = 165 la sensibilité du test est de 87%
E) Pour Seuil = 165 la sensibilité du test est de 13%

Question 5 : En réalité le taux de cette enzyme dans le sang suit une loi normale de moyenne 170 et d'écart type 5 chez les sujets sains et de moyenne 160 et d'écart type 10 chez les malades. Si l'on fixe la limite à 165 pour définir comme test positif toute valeur inférieure à 165. Parmi les propositions suivantes laquelle (lesquelles) est (sont) vraie(s) :

A) La spécificité du test ainsi établi est proche de 31%
B) La sensibilité du test ainsi établi est proche de 69%
C) La sensibilité du test ainsi établi est proche de 75%
D) Le seuil qui permet d'assurer une spécificité du score au moins égale à 97,5 % est de 160
E) Le seuil qui permet d'assurer une spécificité du score au moins égale à 97,5 % est de 164

Question 6 : Dans un bilan de santé, on utilise 10 tests indépendants les uns des autres. Chaque test a une spécificité de 80%. Parmi les propositions suivantes laquelle (lesquelles) est (sont) vraie(s) :

A) Pour un test donné, 20% des sujets sains ont un test positif.
B) Pour un sujet sain, la probabilité d'être négatif aux 10 tests du bilan est de 11%.
C) Pour un sujet sain, la probabilité d'être négatif aux 10 tests du bilan est de 25%.
D) Si l'on considère ce bilan comme positif dès qu'un test au moins est positif, la spécificité globale de ce bilan est de 11%.
E) Si l'on considère ce bilan comme positif dès qu'un test au moins est positif, la spécificité globale de ce bilan est de 20%.

Question 7 : La probabilité d'avoir un cancer si on fume est de 10 pour 1000. La probabilité de fumer est de 20 %. Quelle est la probabilité d'être fumeur et d'avoir un cancer ?

A) 10/1000
B) 0,002
C) 2/100
D) 0,012
E) On ne peut pas calculer cette probabilité avec les éléments disponibles

Question 8 : La rougeole peut causer des malformations congénitales chez la femme enceinte. Le pourcentage de femmes ayant fait de la rougeole est de 80% en France. On utilise un test de dépistage qui a une sensibilité de 95% et une spécificité de 80%. Parmi les propositions suivantes laquelle (lesquelles) est (sont) vraie(s) :

A) Chez une femme si le test est positif, la probabilité qu'elle ait fait de la rougeole est de 95%
B) Chez une femme si le test est positif, la probabilité qu'elle ait fait de la rougeole est de 76%
C) Chez une femme si le test est négatif, la probabilité qu'elle n'ait pas fait de la rougeole est de 80%
D) Chez une femme si le test est négatif, la probabilité qu'elle n'ait pas fait de la rougeole est de 20%
E) Pour l'ensemble des femmes la probabilité de faire une erreur est de 8%

Question 9 : Le risque d'infection chez les malades subissant une opération chirurgicale est estimé à 3 %. Dans un service donné, 300 malades sont opérés, par semaine.

A) La probabilité de voir survenir une infection des suites de l'intervention chez plus de 12 parmi les 300 malades est de 32%
B) La probabilité de voir survenir une infection des suites de l'intervention chez plus de 12 parmi les 300 malades est de 16%
C) La probabilité de voir survenir une infection des suites de l'intervention chez plus de 12 parmi les 300 malades est de 8%
D) La probabilité d'avoir entre 12 et 15 malades infectés parmi les 300 est de 13,7%
E) La probabilité d'avoir entre 12 et 15 malades infectés parmi les 300 est de 16%

Question 10 : Suite de la question précédente. Parmi ces infections, 50 % sont sévères et nécessitent une hospitalisation en réanimation.

A) La variance du nombre de malades hospitalisés en réanimation pour infection suivant une intervention chirurgicale est de 2
B) La variance du nombre de malades hospitalisés en réanimation pour infection suivant une intervention chirurgicale est de 4,43
C) La variance du nombre de malades hospitalisés en réanimation pour infection suivant une intervention chirurgicale est de 2,42
D) La probabilité d'observer au plus deux hospitalisations en réanimation pour infection suivant une chirurgie est de 17,4%
E) La probabilité d'observer au plus deux hospitalisations en réanimation pour infection suivant une chirurgie est de 12%

Question 11 : En France, le taux de couverture vaccinale est estimé à 75 %. Il varie en fonction de l'âge avec un taux de 50 % chez les plus de 40 ans.
Sachant que les plus de 40 ans représentent 40% de la population, quel est le taux de couverture vaccinale parmi les moins de 40 ans ?

A. 9/12
B. 6/8
C. 11/12
D. 5/4
E. 1/2

Question 12 : Même contexte et mêmes données que la question précédente. Devant une absence de couverture vaccinale, quelle est la probabilité qu'il s'agisse d'un sujet de plus de 40 ans ?

A. 4/5
B. 2/3
C. 6/9
D. 3/2
E. 1/10

Question 13 : On s'intéresse à la survie de bactéries en jours chez des patients recevant un traitement antibiotique. Cette probabilité de survie suit une loi exponentielle de moyenne 4.

A) La probabilité que les bactéries survivent plus de 3 jours est de 47%
B) La probabilité que les bactéries survivent moins de 3 jours est de 30%
C) La probabilité que les bactéries survivent plus de 3 jours sachant qu'elles ont déjà survécu plus de 2 jours est de 78%
D) La probabilité que les bactéries survivent plus de 3 jours sachant qu'elles ont déjà survécu plus de 2 jours est de 60%
E) La variance de cette loi est de 4

Question 14 : On suppose que le nombre de sujets se présentant chaque jour à la consultation d'un médecin entre 15h et 16h suit une loi de Poisson de moyenne 3

A) La probabilité que 4 malades ou plus se présentent est de 35%
B) La probabilité que 4 malades ou plus se présentent est de 43%
C) La probabilité d'avoir entre 4 et 6 malades est de 57%.
D) La probabilité d'avoir entre 4 et 6 malades est de 32%.
E) La probabilité d'avoir entre 4 et 6 malades est de 43%.

2ème Partie : ESTIMATION ET TESTS STATISTIQUES

Chapitre 1 : Notions de population et d'échantillon

Une population contient l'ensemble des sujets à étudier. Un échantillon est un sous-ensemble de cette population. Très souvent par manque de temps ou de ressources, le chercheur ne dispose que d'un échantillon réduit de sujets sélectionnés à partir d'une population de taille beaucoup plus importante. A partir de cet échantillon (qui peut être de taille très limitée), il cherchera à estimer des statistiques (moyenne, écart-type, proportion) qui lui permettront de tirer des conclusions susceptibles de s'appliquer à l'ensemble de la population étudiée.

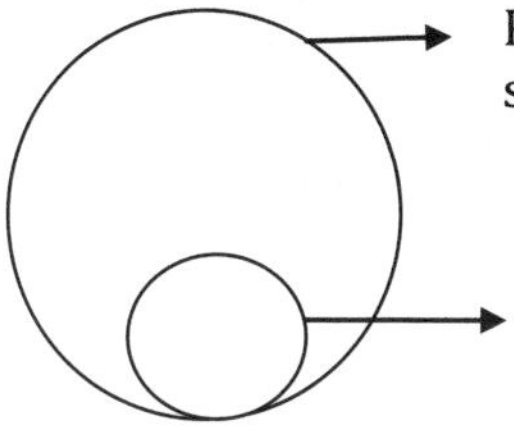

Population : ensemble des sujets sur lesquels porte l'étude.

Echantillon : sous-ensemble de la population. Il est prélevé dans la population.

Nous verrons qu'il est très important de collecter des données qui sont réellement représentatives de la population étudiée, et que pour cette raison, les sujets de l'échantillon doivent être sélectionnés de façon aléatoire (par tirage au sort par exemple) afin d'éviter tout biais dans l'analyse. Pour qu'un échantillon soit représentatif, il faut donc que la probabilité de tous les sujets de la population d'appartenir à l'échantillon soit la même.

ESTIMATIONS

Une estimation ponctuelle représente la valeur estimée à partir de l'échantillon (par exemple une moyenne ou une proportion...).

Une estimation par intervalle permet d'obtenir, en plus de la valeur estimée, la marge d'erreur, c'est-à-dire la plage d'incertitude liée à cette estimation, on parlera alors d'un intervalle de confiance.

On utilise généralement les lettres grecques pour indiquer qu'il s'agit de la vraie valeur (aussi appelée valeur théorique) d'un paramètre d'une population :

π : la vraie valeur d'une proportion dans une population (proportion théorique)

μ : la vraie valeur d'une moyenne dans une population (moyenne théorique)

σ : la vraie valeur d'un écart-type dans une population (écart-type théorique)

Et on utilise les lettres latines pour indiquer qu'il s'agit d'une estimation d'une valeur à partir d'un échantillon. On parle alors d'une estimation expérimentale ou observée :

p : l'estimation d'une proportion à partir d'un échantillon (proportion observée ou expérimentale)

m ou Mn ou encore $\overline{X}$: l'estimation d'une moyenne à partir d'un échantillon (moyenne observée ou expérimentale)

s : l'estimation d'un écart-type à partir d'un échantillon (écart-type observé ou expérimental)

1.1) Propriétés de la variable aléatoire moyenne arithmétique

Si les individus d'une population suivent une loi normale de moyenne μ et d'écart-type σ : $X \sim N(\mu,\sigma)$,

Alors la moyenne (m) d'un échantillon (de taille n) prélevé dans cette population, suivra une loi normale de moyenne μ et d'écart-type $\sigma/\sqrt{n}$: $m \sim N(\mu,\sigma/\sqrt{n})$

On peut remarquer que l'écart-type a été divisé par la racine de n (n représentant l'effectif de l'échantillon prélevé), lorsque l'on s'intéresse à la dispersion de la moyenne d'un échantillon.
Intuitivement, on peut comprendre qu'une moyenne a tendance à lisser les valeurs extrêmes d'un échantillon (valeurs individuelles extrêmes), et il n'est pas étonnant que l'amplitude de variation d'une moyenne observée (m) soit beaucoup plus serrée que l'amplitude de variation des valeurs individuelles observées (Xi).
Plus la taille de l'échantillon est grande, plus l'écart-type de la moyenne de cet échantillon sera faible (si n augmente alors le rapport $\sigma/\sqrt{n}$ tend à diminuer). Dés lors que nous désirons évaluer la dispersion des moyennes observées (m), nous diviserons l'écart-type des valeurs individuelles observées (Xi) par la racine de n.
Ainsi si un échantillon contient 36 valeurs, l'écart-type de la moyenne de l'échantillon (m) de ces 36 valeurs sera 6 fois plus petit ($\sigma/\sqrt{n}$) que l'écart-type des valeurs individuelles (Xi), et si un échantillon contient 25 valeurs, l'écart-type de la moyenne de cet échantillon de 25 valeurs sera 5 fois plus petit ($\sigma/\sqrt{25}$) que celui des valeurs individuelles de la population.

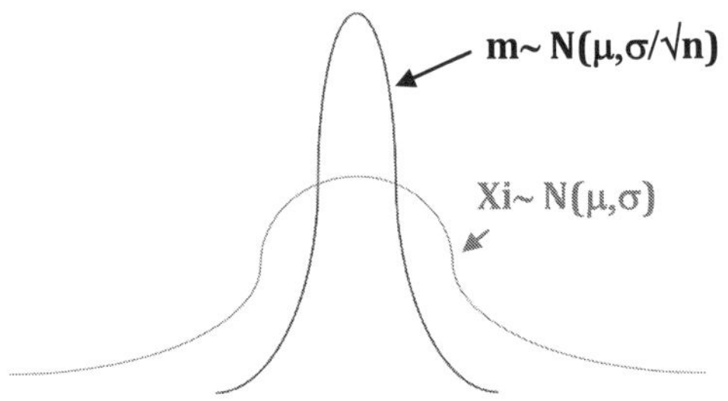

1.2) Théorème Centrale Limite pour la moyenne d'un échantillon:
Si la distribution des valeurs individuelles Xi suit une loi quelconque (peu importe la loi) la moyenne observée (m) de ces valeurs individuelle (Xi) suivra, elle, une loi normale à condition que $n \geq 30$ (taille d'échantillon supérieure à 30). Ce théorème est très utile car à partir du moment où $n \geq 30$, on peut utiliser la loi normale pour représenter la distribution des moyennes ou effectuer des tests sur des moyennes, alors même que la distribution des valeurs individuelles sous-jacentes, continue à suivre une loi inconnue.

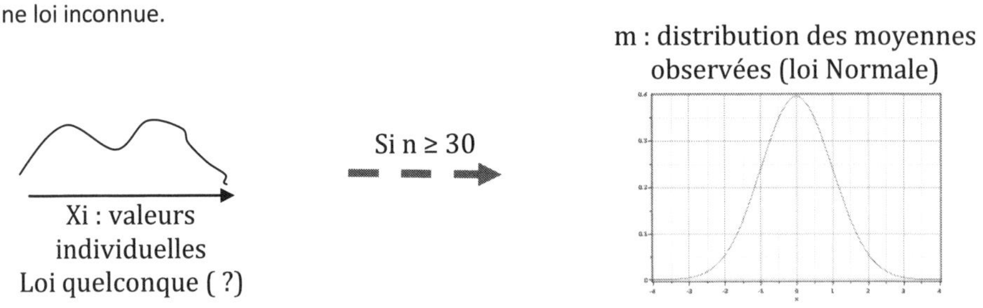

Pour cette raison, pour de nombreux tests sur les moyennes, une taille d'échantillon d'au moins 30 valeurs est une condition de validité. Si nous savons que le nombre de valeurs observées dans l'échantillon est supérieur ou égal à 30, il n'est plus nécessaire de se préoccuper de la normalité de la distribution de la moyenne de l'échantillon, puisque le théorème Central Limite s'applique.

Une autre application du théorème centrale limite :

- <u>L'approximation d'une loi Binomiale par une loi Normale</u>.

La loi binomiale représente la distribution du nombre d'événements dans un échantillon ou une population, lorsque ces événements sont de nature binaire. Il peut s'agir, par exemple, du nombre de

guéris comparés aux non guéris ou de survivants comparés au nombre de morts ou de sujets qui présentent les symptômes comparés à ceux sans symptômes.... dans tous ces cas, nous analysons un événement binaire, avec deux états possibles, deux résultats possibles en sortie.
Pour un échantillon de taille très importante, l'utilisation de la loi binomiale peut devenir très fastidieuse et la loi normale permet de simplifier les calculs, dans cette situation, la loi normale s'avère être beaucoup plus commode en terme d'utilisation.

Une loi Binomiale $B(n,\pi)$ peut être approximée par une loi Normale $N(n\pi,\sqrt{(n\pi(1-\pi))})$ à condition que $n\pi \geq 5$ <u>et</u> $n(1-\pi) \geq 5$
Avec :
n : la taille de l'échantillon, c'est-à-dire le nombre de sujets dans l'échantillon
π : la proportion réelle (vraie) d'événements dans la population
L'espérance de la loi normale $E(X) = n\pi$ et l'écart-type théorique de la loi normale $= \sqrt{(n\pi(1-\pi))}$

Si cette condition de validité $n\pi \geq 5$ <u>et</u> $n(1-\pi) \geq 5$ est respectée, il est possible d'utiliser une loi normale plutôt qu'une loi binomiale. On dit, dans ce cas, que la distribution binomiale est la distribution exacte mais que la distribution normale est une distribution approchée.
A noter que cette condition porte sur la proportion théorique π et non pas sur la proportion observée p ($n\pi \geq 5$ <u>et</u> $n(1-\pi) \geq 5$).

Dans une loi binomiale, l'espérance $E(X) = n\pi$ et l'Ecart-type $= \sqrt{(n\pi(1-\pi))}$
Très logiquement dans la loi normale issue de cette distribution binomiale $\mu = n\pi$ et $\sigma = \sqrt{(n\pi(1-\pi))}$
L'espérance et l'écart-type restent identiques malgré le passage d'une loi à une autre.
np suit donc une loi binomiale $B(n,\pi)$: il s'agit de la loi exacte
Avec np le nombre d'événements observés dans l'échantillon (n*p : nombre de sujets total dans l'échantillon (n) multiplié par la proportion observée(p))
Si $n\pi \geq 5$ <u>et</u> $n(1-\pi) \geq 5$ alors np suit aussi une loi normale $N(n\pi,\sqrt{(n\pi(1-\pi))})$: il s'agit de la loi approchée : $B(n,\pi) \simeq N(n\pi,\sqrt{n\pi(1-\pi)})$

Si nous nous intéressons maintenant à la loi suivie par la proportion observée (et non plus à la distribution du nombre d'événements binaires dans un échantillon : np), l'espérance et l'écart-type sont alors divisés par n. n représente la taille de l'échantillon :
$P \simeq N(\pi,\sqrt{(\pi(1-\pi)/n)})$ avec les mêmes conditions $n\pi \geq 5$ <u>et</u> $n(1-\pi) \geq 5$
P représente la proportion observée dans l'échantillon

<u>Exemple</u> :
A une période donnée de l'année, en France, la proportion de personnes qui sont affectées par une grippe est de 5%. Nous nous intéressons à un échantillon de 200 personnes.
La proportion théorique π est donc de 0,05 et n = 200
$n\pi = 200 * 0,05 = 10 \geq 5$ <u>et</u> $n(1-\pi) = 200 * 0,95 = 190 \geq 5$. La condition de validité est bien respectée, on peut donc utiliser la loi normale comme approximation de la loi binomiale.
Le nombre de sujets atteints de la grippe dans l'échantillon suit donc une loi normale d'espérance : $n\pi = 200 * 0,05 = 10$, et d'écart type : $\sqrt{(n\pi(1-\pi))} = \sqrt{10*0,95} = \sqrt{9,5} = 3,08$.
$nP \simeq N(10;\sqrt{9,5})$

La proportion de sujets atteints de la grippe dans l'échantillon suit une loi normale d'espérance : $\pi = 0,05$, et d'écart type : $\sqrt{(n\pi(1-\pi))} = \sqrt{((0,05*0,95)/200)} = 0,015$.
$P \simeq N(0,05 ; 0,015)$

Approximation d'une loi Binomiale $B(n,\pi)$ par une loi de Poisson $P(\lambda)$

Il ne s'agit plus dans ce cas, d'une application du théorème centrale limite.

Pour un échantillon de taille importante, l'utilisation de la loi de Poisson peut devenir très fastidieuse et la loi normale permet de simplifier les calculs.

Si n est grand (typiquement $n \geq 50$ mais ce critère peut varier selon les universités), $n^*\pi < 5$ et si π petit (typiquement $\pi<0,1$ mais cette valeur peut dépendre de l'université), une loi binomiale de paramètres n et π peut être approximée par une loi de Poisson de paramètre λ, avec $\lambda=n\pi$. La loi binomiale reste la loi exacte dans ce cas, et on considère que la loi de Poisson est la loi approchée : $B(n,\pi)\simeq P(\lambda)$

De nouveau, la condition porte sur la proportion « vraie » : π (théorique) et non pas sur la proportion estimée : p (observée dans l'échantillon).

Dans une loi binomiale, l'espérance : $E(X) = n\pi$ et donc, très logiquement, dans la loi de Poisson approximée, l'espérance $\lambda=n\pi$. Par ailleurs, une des caractéristiques de la loi de Poisson est que la variance est égale à l'espérance ($\sigma^2 = \lambda$)

Approximation d'une loi de Poisson $P(\lambda)$ par une loi Normale $N(\lambda,\sqrt{\lambda})$

Il ne s'agit plus dans ce cas, d'une application du théorème centrale limite.

Lorsque λ, l'espérance de la loi de Poisson est supérieure à 20 ou 25 (mais ce critère peut varier selon les universités) une loi de Poisson peut être approximée par une loi normale. La loi normale est beaucoup plus pratique à utiliser pour des valeurs élevées de λ, avec des calculs qui sont plus simples à effectuer : $\text{Poisson}(\lambda)\simeq N(\lambda,\sqrt{\lambda})$ si λ est suffisamment grand.

L'espérance (la moyenne) et la variance (λ) restent identiques malgré le passage d'une loi à une autre.

Le schéma ci-dessous représente graphiquement les approximations possibles d'une loi par une autre. On passe de la loi exacte à une loi approchée.

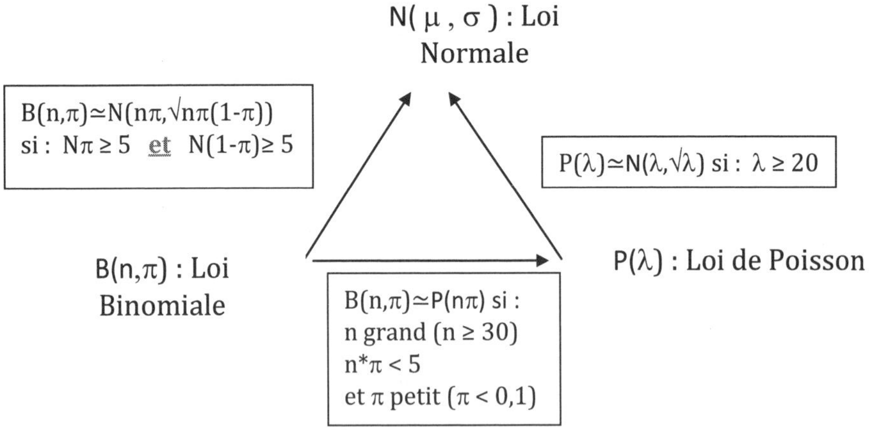

Chapitre 2 : Estimation ponctuelle et estimation par intervalle

2.1) L'Intervalle de confiance

2.1.1) Intervalle de confiance pour une moyenne théorique

Supposons que nous connaissions la moyenne observée d'un échantillon (m) et qu'à partir de cette moyenne de l'échantillon, nous désirons estimer la moyenne « vraie » (μ) de la population, qui, elle, nous est inconnue. L'objectif est de tirer une conclusion plus générale sur la population à partir de nos observations issues d'un échantillon de taille souvent limitée. Il s'agit donc d'une situation très fréquente en ce qui concerne la recherche dans le domaine médicale.

Nous cherchons à établir une borne supérieure et une borne inférieure pour μ (à « borner » ou « encadrer » μ) en calculant un intervalle de confiance. Cet intervalle de confiance représente la marge d'erreur (un intervalle d'incertitude) pour l'estimation de la vraie moyenne de la population μ (dont nous ne connaissons pas la valeur exacte).

Un intervalle de confiance à 95%, par exemple, pour la moyenne de la population, est centré sur la moyenne observée de l'échantillon, m.

La probabilité que la vraie moyenne de la population μ, se trouve à l'intérieur des bornes de l'intervalle de confiance est de 95% (par conséquent on a 5% de probabilité que la moyenne de la population se trouve à l'extérieur des bornes de l'intervalle de confiance). 5% représente donc le risque d'erreur : la probabilité que μ se trouve par malchance à l'extérieur de l'intervalle de confiance. Ce risque d'erreur de 5% est aussi appelé le risque Alpha (α)). La probabilité que μ se trouve à l'intérieur des bornes de l'intervalle de confiance est de 1-α (on dit que 1-α représente le niveau de confiance). Un intervalle de confiance à 95% est donc équivalent à un intervalle de confiance au risque de 5%.

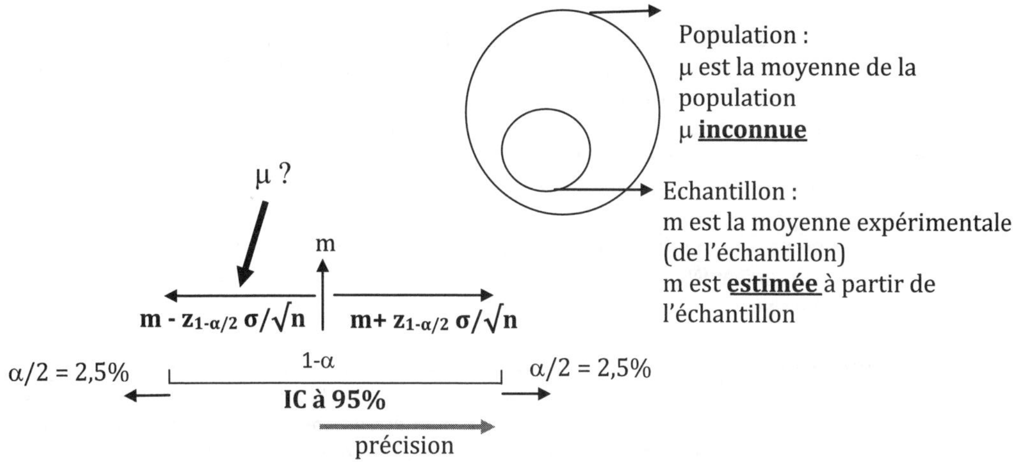

Le calcul de l'intervalle de confiance pour une moyenne diffère selon que l'écart type est connu ou inconnu et suivant la taille de l'échantillon (inférieure à 30 ou bien supérieure ou égale à 30)

- Calcul de l'intervalle de confiance pour un écart-type connu σ ou encore si $n \geq 30$

$\mu \in [m_n - z_{1-\alpha/2} * \sigma/\sqrt{n} \; ; \; m_n + z_{1-\alpha/2} * \sigma/\sqrt{n}\,]$

σ étant la valeur théorique (connue) de l'écart type

Lorsque n≥30 (taille d'échantillon supérieure à 30), en vertu du Théorème Central Limite (TCL), il n'est pas nécessaire de vérifier la normalité des données, puisque même si les données individuelles ne suivent pas une loi normale, la moyenne observée d'un échantillon de 30 valeurs ou plus, suit elle, forcément une loi (approximativement) normale.
m est la moyenne empirique calculée à partir des données de l'échantillon. Dans les exercices, la somme des valeurs individuelles (Σx_i) peut être donnée, il suffit alors de calculer $m = (1/n)\Sigma x_i$ où n est également donné dans l'énoncé, n étant la taille de l'échantillon. Parfois aussi la valeur de m peut - être donnée directement dans l'énoncé.

Pour le calcul des bornes d'un intervalle de confiance, on utilisera les valeurs de la table bilatérale de la loi normale plutôt que celles de la table unilatérale de la loi normale.
$z_{1-\alpha/2}$ ou u_α est le fractile d'ordre 1-α/2 de la loi Normale centrée réduite N(0 ;1) bilatérale (voir la table bilatérale de la loi normale à la fin du livre).
On retiendra dans un premier temps les valeurs régulièrement utilisées de $z_{1-\alpha/2}$:
Au risque de 1% pour Intervalle de confiance à 99% : α = 0,01 : $z_{1-\alpha/2}$ = 2,576
Au risque de 5%, pour un Intervalle de confiance à 95% : α = 0,05 : $z_{1-\alpha/2}$ = 1,96
Au risque de 10%, pour un Intervalle de confiance à 90% : α = 0,10 : $z_{1-\alpha/2}$ = 1,645

Extrait de la table bilatérale de la loi normale : valeurs critiques régulièrement utilisées

α	0,00	0,01	0,02	0,03	0,04	0,05
0,00	∞	2,576	2,326	2,170	2,054	1,960
0,10	1,645	1,598	1,555	1,514	1,476	1,440

Condition de validité : n≥30

Exemple :
Nous nous intéressons au poids des nouveaux nés dans un certain hôpital, nous avons recueilli les données de 36 nouveaux nés. La moyenne observée à partir de cet échantillon est de 3 kg avec un écart-type de 0,1 kg. Nous désirons estimer un intervalle de confiance (avec un risque de 5%). La taille de l'échantillon est supérieure à 30, nous pouvons donc utiliser le calcul classique basé sur la loi normale (condition de validité respectée) :
$IC_{95\%} \in [\,3 + 1{,}96 * 0{,}1/\sqrt{36};\ 3 - 1.96 * 0{,}1/\sqrt{36}\,] = [3{,}032\ ;\ 2{,}968]$

- Calcul de l'intervalle de confiance pour un écart-type théorique inconnu et n<30: dans ce cas, on se base sur la loi de Student (Nota Bene : cette méthode n'est pas prise en considération dans toutes les facultés de médecine).

On se référera dans ce type de situation à la table de Student (voir la table à la fin du livre) pour calculer l'intervalle de confiance. Puisque le vrai écart-type σ de la population n'est pas connu, le s (écart-type) observé n'est qu'une estimation issue d'un échantillon souvent de taille restreinte, la table de Student permet de prendre en compte ce manque de précision dans l'estimation de l'écart-type observé s.
Cette approche, basée sur la loi de Student, n'est cependant pas prise en considération dans toutes les facultés de médecine, dans certaines facultés on se bornera au cas standard (utilisation des valeurs caractéristiques de la loi normale) et lorsque n<30 (avec σ inconnu) on considérera que l'intervalle de confiance ne peut plus être calculé (calcul impossible, conditions de validité non respectées).
Une condition est nécessaire pour pouvoir utiliser la loi de Student : il faut s'assurer de la normalité des valeurs individuelles (car le théorème central limite ne s'applique plus compte tenu de la taille restreinte de l'échantillon), il s'agit là d'une hypothèse essentielle.

$\mu \in [m - t_\alpha * s/\sqrt{n} \,;\, m + t_\alpha * s/\sqrt{n}]$

s : lorsque l'écart type de la population est inconnu, on doit en calculer une estimation.
$s = \sqrt{s^2}$ où s^2 est une estimation de la variance observée.
n = effectif de l'échantillon
t_α : le fractile de la loi de Student qui correspond au risque α.

Calcul de la variance observe : $s^2 = \dfrac{\Sigma_i (m - xi)^2}{n-1} = \dfrac{\Sigma_i xi^2 - \dfrac{(\Sigma_i xi)^2}{n}}{n-1}$

m est la moyenne empirique, observée et calculée à partir des données de l'échantillon.
Xi : Les valeurs individuelles

t_α s'obtient par lecture dans la table de la loi de Student à n-1 degrés de liberté (voir à la fin du livre). Voici quelques exemples de valeurs utilisées de t_α :

$\alpha = 0{,}05$ et n = 10 donc degrés de liberté = n-1 = 9 : $t_\alpha = 2{,}262$
$\alpha = 0{,}05$ et n = 20 donc degrés de liberté = n-1 = 19 : $t_\alpha = 2{,}093$
$\alpha = 0{,}10$ et n = 20 donc degrés de liberté = n-1 = 19 : $t_\alpha = 1{,}729$

Lors de la lecture de la valeur de t_α dans la table de Student, le nombre de degrés de liberté (v) correspond à n-1 et chaque ligne de la table de Student est associée à un nombre de degrés de liberté (ddl) spécifique.

<u>Condition de validité pour pouvoir utiliser la table de Student</u>: Distribution normale des valeurs individuelles

<u>Extrait de la table bilatérale de la loi de Student :</u>

ν \ α	0,90	0,50	0,30	0,20	0,10	0,05	0,02	0,01	0,001
1	0,158	1,000	1,963	3,078	6,314	12,706	31,821	63,657	636,619
2	0,142	0,816	1,386	1,886	2,920	4,303	6,965	9,925	31,598
3	0,137	0,765	1,250	1,638	2,353	3,182	4,541	5,841	12,924
4	0,134	0,741	1,190	1,533	2,132	2,776	3,747	4,604	8,610
5	0,132	0,727	1,156	1,476	2,015	2,571	3,365	4,032	6,869
6	0,131	0,718	1,134	1,440	1,943	2,447	3,143	3,707	5,959
7	0,130	0,711	1,119	1,415	1,895	2,365	2,998	3,499	5,408
8	0,130	0,706	1,108	1,397	1,860	2,306	2,896	3,355	5,041
9	0,129	0,703	1,100	1,383	1,833	2,262	2,821	3,250	4,781
10	0,129	0,700	1,093	1,372	1,812	2,228	2,764	3,169	4,587

$\alpha = 0{,}05$ et n = 10 donc degrés de liberté v = n-1 = 9 : $t_\alpha = 2{,}262$

<u>Exemple</u> :
Nous nous intéressons au poids des nouveaux nés dans un certain hôpital, nous avons recueilli les données de 20 nouveaux nés. La moyenne observée à partir de cet échantillon est de 3 kg avec un écart-type de 0,1 kg. Nous désirons estimer un intervalle de confiance (avec un risque de 5%). Nous savons que la distribution du poids des nouveaux nés suit une loi normale. La taille de l'échantillon

est inférieure à 30 et nous ne pouvons donc plus utiliser le calcul basé sur la loi normale, il nous faudra recourir à la loi de Student :
$\alpha = 0{,}05$ et $n = 20$ donc degrés de liberté = $n-1 = 19$: $t_\alpha = 2{,}093$
$IC_{95\%} \in [\, 3 + 2{,}093 * 0{,}1/\sqrt{20};\ 3 - 2{,}093 * 0{,}1/\sqrt{20}] = [3{,}046 ; 2{,}95]$

- Taille de l'échantillon :
La largeur de l'intervalle de confiance dépend de la taille de l'échantillon. Plus la taille de l'échantillon est grande, plus la largeur de l'intervalle de confiance sera serrée.
On obtient donc une meilleure précision avec un échantillon de taille plus grande. La largeur de l'intervalle représente la distance entre les deux bornes de l'intervalle de confiance, la précision représente la demi-largeur de l'intervalle de confiance, c'est-à-dire la distance entre l'estimation ponctuelle de la moyenne et une des deux bornes symétriques. Précision = $z_{1-\alpha/2} * \sigma/\sqrt{n}$
Il est aussi possible de prédéfinir un niveau de précision et de calculer à partir de là, la taille de l'échantillon nécessaire pour obtenir une telle précision :

Pour $n \geq 30$ ou si σ (le vrai écart-type de la population) est connu : Calcul de la taille d'échantillon

$$n = \frac{z_{1-a}^2 * s^2}{E^2}$$

Avec :
z_{1-a} : le fractile d'ordre $1-\alpha/2$ de la loi Normale centrée réduite N(0,1) bilatérale
s : l'écart-type estimé ou l'écart-type vrai de la population (σ)
E : la précision, c'est-à-dire la demi-largeur (distance entre l'estimation ponctuelle de la moyenne et une des deux bornes de l'intervalle)

Exemple :
Nous désirons obtenir une précision de 0,01 pour un intervalle de confiance à 95% avec un écart-type de 0,1 : $n = \frac{1{,}96^2 * 0{,}1^2}{0{,}01^2} = 384$

La condition de validité est respectée: $n \geq 30$

2.1.2) Intervalle de confiance d'une proportion théorique

Estimation ponctuelle :
La proportion observée (expérimentale) est estimée par :
$p = (1/n)\Sigma X_i$ où la variable binaire X_i (qui prend pour valeur soit 0 soit 1) suit la loi binomiale de paramètre p compris entre 0 et 1

Distribution de p : Espérance (p) = π Ecart-Type $\sigma p = \sigma/\sqrt{n} = \sqrt{[(\pi)*(1-\pi)]}/\sqrt{n}$

En vertu du Théorème Central Limite (TCL), si $n\pi \geq 5$ et $n(1-\pi) \geq 5$ alors p suit une loi normale d'espérance π et de variance $(\pi)*(1-\pi)]/\sqrt{n}$. On peut donc, dans ce cas, utiliser les valeurs caractéristiques de la loi normale pour calculer les bornes de l'intervalle de confiance d'une proportion théorique.

$\pi \in [\, p - z_{1-\alpha/2} * \sqrt{p(1-p)/n} ; p + z_{1-\alpha/2} * \sqrt{p(1-p)/n}\,]$
p est la proportion calculée à partir des données de l'échantillon. π est la vraie proportion de la population que l'on cherche à « borner » (ou « encadrer ») à l'aide de l'intervalle de confiance. Encore une fois, l'intervalle de confiance de la proportion théorique représente la marge d'erreur (due aux fluctuations d'échantillonnage) sur l'estimation de la vraie proportion de la population.

Si on s'intéresse non plus à la proportion de cas mais plutôt au nombre de cas ($n\pi$):

$$n\pi \in [\ np - z_{1-\alpha/2} * \sqrt{p(1-p)*n}\ ;\ np + z_{1-\alpha/2} * \sqrt{p(1-p)*n}\ ]$$

$z_{1-\alpha/2}$ ou u_α est le fractile d'ordre $1-\alpha/2$ de la loi Normale centrée réduite N(0 ;1), on trouvera dans la table bilatérale de la loi Normale la valeur de ce fractile.

On retiendra les valeurs les plus souvent utilisées de $z_{1-\alpha/2}$:

$\alpha = 0,01 : z_{1-\alpha/2} = 2,576$

$\alpha = 0,05 : z_{1-\alpha/2} = 1,96$ (le plus utilisé)

$\alpha = 0,10 : z_{1-\alpha/2} = 1,645$

Extrait de la table de la loi normale bilatérale (voir à la fin du livre) : valeurs critiques régulièrement utilisées

α	0,00	0,01	0,02	0,03	0,04	0,05
0,00	∞	2,576	2,326	2,170	2,054	1,960
0,10	1,645	1,598	1,555	1,514	1,476	1,440

Conditions de validité :

La condition de validité de ce calcul porte sur la proportion théorique π: $n\pi \geq 5$ et $n(1-\pi) \geq 5$, cependant, dans le cas de l'intervalle de confiance nous ne pouvons qu'estimer la valeur de la « vraie » proportion π (qui n'est pas connue avec exactitude a priori), nous savons seulement que π varie entre une borne inférieure et une borne supérieure avec une probabilité de $1 - \alpha$ (généralement α = 5% et $1-\alpha$ = 95%) d'être à l'intérieur de ces bornes. Nous allons donc vérifier les conditions de validité à partir des bornes de l'intervalle de confiance, en considérant les situations les plus extrêmes (justement les bornes de l'intervalle de confiance).

Il nous faut donc calculer l'intervalle de confiance avant de pouvoir nous assurer de la validité des calculs pour l'estimation de l'intervalle. Si $n\pi \geq 5$ et $n(1-\pi) \geq 5$ alors le théorème central limite s'applique et la loi binomiale peut être approximée par une loi normale, ceci permet d'utiliser les valeurs caractéristiques de la loi normale (z ou u) pour les calculs de l'intervalle de confiance.

Vérification des conditions de validité :

Borne inférieure de l'intervalle de confiance * n ≥ 5

et

Borne supérieure de l'intervalle de confiance * n ≥ 5

et

(1 - Borne inférieure de l'intervalle de confiance) * n ≥ 5

et

(1 - Borne supérieure de l'intervalle de confiance) * n ≥ 5

En générale, il n'est pas nécessaire de vérifier les conditions de validité pour toutes les bornes (les quatre cas énumérés ci-dessus), il suffit de considérer la borne qui a la valeur la plus faible ou encore la valeur (1 – borne) qui est la plus faible. Considérons uniquement le plus défavorable des quatre cas : si $n\pi \geq 5$ et $n(1-\pi) \geq 5$ alors le théorème central limite s'applique et le calcul est validé, sinon il n'est plus possible de calculer un intervalle de confiance.

Exemple :

Nous nous intéressons à la proportion de personnes qui ont une grippe, à une certaine période de l'année. Nous avons recueilli les données issues d'un échantillon de 200 personnes, en France. Sur ces 200 personnes nous avons observé 20 sujets qui sont affectés par la grippe. Nous cherchons à estimer un intervalle de confiance de la proportion de personnes qui ont une grippe pour un risque de 5%.

P = 20/200 = 0,1

$\pi \in [\ 0{,}1 - 1{,}96 * \sqrt{(0{,}1*(0{,}9)/200)}\ ;\ 0{,}1 + 1{,}96 * \sqrt{(0{,}1*(0{,}9)/200)}\ ] = [0{,}06\ ;\ 0{,}14]$

Nous désirons maintenant établir un intervalle de confiance à 95% pour le nombre de personnes affectées par la grippe :

$n\pi \in [\ 0{,}1*200 - 1{,}96 * \sqrt{(0{,}1*(0{,}9)*200)}\ ;\ 0{,}1*200 + 1{,}96 * \sqrt{(0{,}1*(0{,}9)*200)}\ ] =$
$[0{,}06*200\ ;\ 0{,}14*200\ ] = [12\ ;\ 28]$

Conditions de validité :

Borne inférieure de l'intervalle de confiance * n = 12
Borne supérieure de l'intervalle de confiance * n = 28
(1 - Borne inférieure de l'intervalle de confiance) * n = 188
(1 - Borne supérieure de l'intervalle de confiance) * n = 172
Les conditions de validités sont donc toutes respectées.

Taille de l'échantillon :

Plus l'effectif de l'échantillon est grand, plus la largeur de l'intervalle de confiance sera serrée (avec une meilleure précision pour un échantillon de taille plus grande). La précision représente la demi-largeur de l'intervalle de confiance, c'est-à-dire la distance entre l'estimation ponctuelle de la proportion et une des deux bornes. Il est possible de prédéfinir un niveau de précision et de calculer à partir de là, l'effectif de l'échantillon nécessaire pour obtenir une telle précision :

$$n = \frac{z_{1-a}^2 * p * (1-p)}{E^2}$$

Avec :

$z_{1-\alpha}$: le fractile d'ordre $1-\alpha/2$ de la loi Normale centrée réduite N(0,1) bilatérale
P : La proportion observée dans l'échantillon
E : la précision c'est-à-dire la demi-largeur (distance entre l'estimation ponctuelle de la proportion et une des deux bornes de l'intervalle)

La vérification des conditions de validité est donc effectuée a posteriori $n\pi \geq 5$ et $n(1-\pi) \geq 5$, à partir de l'effectif calculé : n et des bornes de l'intervalle de confiance.

Borne inférieure de l'intervalle de confiance * n ≥ 5
et
Borne supérieure de l'intervalle de confiance * n ≥ 5
et
(1 - Borne inférieure de l'intervalle de confiance) * n ≥ 5
et
(1 - Borne supérieure de l'intervalle de confiance) * n ≥ 5

Encore une fois, il n'est pas nécessaire de vérifier les conditions de validité pour toutes les bornes, il suffit de considérer uniquement la borne qui a la valeur la plus faible ou encore la valeur (1 – borne) qui est la plus faible.

Exemple :

Nous désirons obtenir une précision de 0,01 pour un intervalle de confiance à 95% et pour une proportion observée de 0,1 : $n = \frac{z_{1-a}^2 * p * (1-p)}{E^2} = \frac{1{,}96^2 * 0{,}1*(1-0{,}1)}{0{,}01^2} = \frac{1{,}96^2 * 0{,}1*0{,}9}{0{,}01^2} = 3457$

Pour une précision de 0,01, la borne supérieure sera (0,1+0,01)= 0,11 et la borne inférieure : (0,1– 0,01) = 0,09.

Borne inférieure de l'intervalle de confiance * n = 0,09 * 3457 = 311 ≥ 5
Borne supérieure de l'intervalle de confiance * n = 0,11 * 3457 = 380 ≥ 5
(1 - Borne inférieure de l'intervalle de confiance) * n = (1 – 0,09) * 3457 = 3146 ≥ 5
(1 - Borne supérieure de l'intervalle de confiance) * n = (1 – 0,11) * 3457 = 3077 ≥ 5
Les conditions de validité sont donc toutes respectées.

2.1.3) Intervalle de confiance pour une variance théorique (Nota Bene : cette méthode n'est pas prise en considération dans toutes les facultés de médecine)

Le calcul des bornes de l'intervalle de confiance d'une variance théorique est basé sur la loi du χ^2 (Chi deux). La valeur de la variance observée s^2 est calculée à partir des données de l'échantillon, nous cherchons à déterminer les bornes supérieure et inférieure de l'intervalle de confiance de la vraie variance σ^2 de la population, que nous ne connaissons pas a priori. Il s'agit donc d'estimer une marge d'erreur sur l'estimation de la variance.

$$\sigma^2 \in \left[\frac{(n-1)\, s^2}{\chi^2_{1-\alpha/2}} \; ; \; \frac{(n-1)\, s^2}{\chi^2_{\alpha/2}} \right]$$

Avec : 1-α qui représente le niveau de confiance (habituellement le risque α est de 5%, et le niveau de confiance est donc de 95%)
$\chi^2_{1-\alpha/2}$ la valeur dans la table du χ^2 qui correspond au niveau de confiance prédéfini (valeur critique à droite)
$\chi^2_{\alpha/2}$ la valeur dans la table du χ^2 qui correspond au niveau de confiance prédéfini (valeur critique à gauche)

Les valeurs critiques $\chi^2_{1-\alpha/2}$ et $\chi^2_{\alpha/2}$ sont choisies dans la table du χ^2, de telle façon qu'on laisse $\alpha/2$ probabilité d'être à l'extérieur de l'intervalle d'un coté et $\alpha/2$ probabilité d'être à l'extérieur de l'autre coté de l'intervalle. Si on considère donc les deux cotés de l'intervalle de confiance (il s'agit d'un intervalle bilatéral) la probabilité totale cumulée d'être à l'extérieur est de α et la probabilité d'être à l'intérieur de l'intervalle (niveau de confiance) est par conséquent de 1-α (avec un α qui est habituellement de 5%, un $\alpha/2$ de 2,5% et un 1-$\alpha/2$ de 97,5%). Encore une fois, un intervalle de confiance à 95% est équivalent à un intervalle de confiance au risque 5%.
n-1 : représente le nombre de degrés de liberté (v) de l'échantillon (nombre de valeurs dans l'échantillon -1). Connaître le nombre de degrés de liberté (v) est nécessaire pour identifier les valeurs critiques $\chi^2_{\alpha/2}$ et $\chi^2_{1-\alpha/2}$ dans la table du χ^2 (chaque ligne de la table du χ^2 correspond à un nombre de degrés de liberté spécifique (v)).

Extrait de la table de la loi du Chi deux (voir à la fin du livre) : valeurs critiques régulièrement utilisées

valeur critique $\chi^2_{1-\alpha/2}$ pour α = 5%   valeur critique $\chi^2_{\alpha/2}$ pour α = 5%

ν \ α	0,99	0,975	0,95	0,90	0,10	0,05	0,025	0,01	0,001
1	0,0002	0,001	0,004	0,016	2,71	3,84	5,02	6,63	10,83
2	0,02	0,05	0,10	0,21	4,61	5,99	7,38	9,21	13,82
3	0,11	0,22	0,35	0,58	6,25	7,81	9,35	11,34	16,27
4	0,30	0,48	0,71	1,06	7,78	9,49	11,14	13,28	18,47
5	0,55	0,83	1,15	1,61	9,24	11,07	12,83	15,09	20,51
6	0,87	1,24	1,64	2,20	10,64	12,59	14,45	16,81	22,46
7	1,24	1,69	2,17	2,83	12,02	14,07	16,01	18,48	24,32
8	1,65	2,18	2,73	3,49	13,36	15,51	17,53	20,09	26,12
9	2,09	2,70	3,33	4,17	14,68	16,92	19,02	21,67	27,88
10	2,56	3,25	3,94	4,87	15,99	18,31	20,48	23,21	29,59

Intervalle de confiance d'un écart-type théorique : Les bornes de l'intervalle de confiance de l'écart-type théorique (et non plus celui de la variance théorique), correspondent à la racine carrée des deux bornes de l'intervalle de confiance de la variance.

2.2) Qualité des Estimateurs : concepts de biais et d'Erreur Quadratique Moyenne

Un estimateur est la formule utilisée pour calculer une valeur estimée, alors que l'estimateur permet de générer des estimations.
La valeur estimée à partir d'un échantillon (m ou s ou p par exemple) est une estimation ponctuelle.
Nous avons vu que nous pouvons aussi recourir à des estimations par intervalle qui tiennent compte de la marge d'erreur autour de l'estimation.
Par convention, on utilisera les lettres majuscules pour les estimateurs : M ou S ou P
des lettres minuscules pour les estimations ponctuelles (à partir d'un échantillon): m ou s ou p
et des lettres grecques pour les vraies valeurs (de la population) que nous cherchons à estimer : μ ou σ ou π
Un estimateur sans biais est un estimateur qui converge vers la vraie valeur, c'est-à-dire qu'il ne génère pas des estimations surestimées ou sous-estimées, de manière systématique. Si l'estimateur est convergent, plus on dispose de données plus l'estimation issue de l'estimateur utilisé sera proche de la vraie valeur. L'espérance d'un estimateur sans biais (T) est égale à la vraie valeur (θ). Si l'espérance d'un estimateur coïncide très exactement avec la vraie valeur à estimer (θ), on dit que l'estimateur est sans biais.

$E(T) = \theta$ et $E(T) - \theta = 0$ $E(T) - \theta$ = biais

Avec :
T : un estimateur
θ : la vraie valeur qu'on cherche à estimer

L'estimateur sans biais de la moyenne :

$$M = \frac{\sum x}{N}$$

L'estimateur sans biais de la proportion :

$M = \frac{\sum x}{n}$ (avec x qui peut prendre des valeurs binaires soit 0 soit 1)

L'Estimateur sans biais de la variance S^2:

$$S^2 = \frac{\Sigma_i(m - xi)^2}{n-1} = \frac{\Sigma_i xi^2 - \frac{(\Sigma_i xi)^2}{n}}{n-1}$$

Exemple :

$R = \frac{\sum x}{n-1}$ est un estimateur biaisé de la moyenne (n est la taille de l'échantillon)

Si on considère l'espérance de R : E(R)

$$E(R) = E\left(\frac{\sum x}{n-1}\right) = \frac{n*E(x)}{n-1}$$

Si on considère le biais moyen de R

$$E(R) - \theta = \frac{n\,E(x)}{n-1} - \theta = \frac{n\,E(x) - (n-1)\,\theta}{n-1} \quad \text{et } E(x) = \theta$$

$$E(R) - \theta = \frac{n\,\theta - (n-1)\,\theta}{n-1} = \frac{\theta}{n-1}$$ le biais n'est donc pas égale à 0. Nous obtenons un biais positif

L'estimateur R tend donc à surestimer les estimations. Il est donc biaisé mais convergent, dans le sens où le biais $\frac{\theta}{n-1}$ convergera vers 0 lorsque n (la taille de l'échantillon) tend vers l'infini.

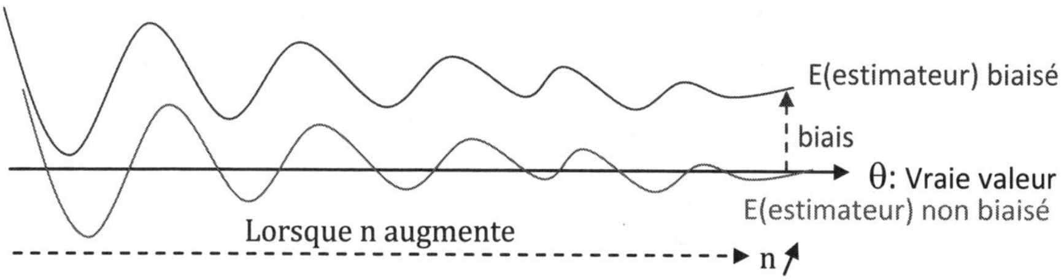

Un estimateur sans biais est un estimateur qui converge vers la vraie valeur θ, lorsque la taille de l'échantillon augmente (quand n tend vers l'infini).

Pour comparer deux estimateurs et sélectionner le meilleur d'entre eux, le biais est un critère important. Un estimateur non biaisé est bien sûr préférable à un estimateur biaisé. Mais cela ne suffit pas, un second critère doit être pris en compte : la variance de l'estimateur.

L'Erreur Quadratique moyenne (EQM) est donc une synthèse de ces deux indicateurs : le biais et la variance.

$EQM = Variance + (Biais)^2$

Plus l'Erreur Quadratique moyenne est faible, plus l'estimateur est précis et converge rapidement vers la vraie valeur, celle que l'on cherche à estimer.

La variance de l'estimateur sans biais de la moyenne : M ($M = \frac{\sum x}{N}$) est égale à $V(M) = \frac{s^2}{n}$ par exemple.

Un exemple de calcul de l'EQM (Erreur Quadratique moyenne)

Nous désirons évaluer deux équipements de mesure en termes de précision, pour estimer une valeur. Le 1er équipement de mesure a un écart-type de 2 unités et présente un biais positif systématique (surestimation) de 1 unité, le second équipement de mesure a un écart-type de 3. Quel instrument de mesure est le plus précis (EQM le plus faible) ?

EQM = Variance + $(\text{Biais})^2$
Equipement de mesure 1 : Variance = $2^2 = 4$ EQM = Variance + $\text{biais}^2 = 4 + 1 = 5$
Equipement de mesure 2 : Variance = $3^2 = 9$ EQM = 9 + 0 = 9

L'EQM du 1er instrument de mesure est donc inférieure à l'EQM du 2nd équipement, le 1er instrument est donc plus précis malgré le biais.

-Supposons que nous décidons de considérer un nouvel estimateur calculé à partir de la moyenne des valeurs issues des deux équipements de mesures.

Nouvel Estimateur = $\dfrac{\text{valeur de l'équipement 1} + \text{valeur de l'équipement 2}}{2}$

Variance du nouvel estimateur = $V\left(\dfrac{X1 + X2}{2}\right) = \frac{1}{4} V(X1 + X2) = \frac{1}{4} V(X1) + \frac{1}{4} V(X2) = (4+9)/4 = 13/4$

Avec X1 : la mesure issue du 1er équipement
Et X2 : la mesure issue du 2nd équipement

Le biais moyen du nouvel estimateur = Espérance du biais de $\dfrac{X1 + X2}{2} = E\left(\dfrac{X1+X2}{2}\right) = \frac{1}{2} E(X1) + \frac{1}{2} E(X2)$

$= \frac{1}{2} * 1 + 0 = 1/2$

Avec $E\left(\dfrac{X1+X2}{2}\right)$: Espérance du biais de $\dfrac{X1 + X2}{2}$

EQM du nouvel estimateur = Variance + $\text{biais}^2 = 13/4 + (\frac{1}{2})^2 = 14/4$
L'EQM du nouvel estimateur est inférieur à l'EQM de l'équipement 1 (14/4 < 5). Le nouvel estimateur est donc plus précis.

Chapitre 3 : L'intervalle de pari

Supposons, cette fois, que nous connaissons la « vraie » moyenne de la population, μ, et qu'à partir des paramètres théoriques de cette population (μ et σ), nous désirons estimer la moyenne expérimentale, observée d'un échantillon (m) qui serait prélevé dans cette même population (dans le cas hypothétique où nous déciderions de collecter un échantillon issu de la population).
Plus précisément, nous désirons estimer l'intervalle de fluctuation de cette moyenne expérimentale d'un échantillon (que nous appellerons intervalle de pari justement) autour de la vraie valeur (valeur théorique). Nous cherchons à établir une borne supérieure et une borne inférieure pour la moyenne expérimentale (c'est-à-dire à « borner » ou à « encadrer » m) en calculant cet intervalle de « pari ».
Même si notre connaissance de la population, et des paramètres de cette population est parfaite, nous pouvons nous attendre à ce que suivant les échantillons et suivant les individus qui seront sélectionnés, la moyenne expérimentale variera dans la pratique.
Un intervalle de pari à 95%, par exemple, pour la moyenne de l'échantillon, est donc centré sur la moyenne théorique (vraie) de la population.
Si nous sélectionnons cent échantillons au hasard dans cette population nous pourrions nous attendre à ce que pour 95 d'entre eux la moyenne expérimentale sera dans l'intervalle de « pari », et que pour 5 échantillons, la moyenne expérimentale se trouvera à l'extérieur de cet intervalle de « pari » (ce qui correspond à un risque alpha de 5%, c'est-à-dire la probabilité que la moyenne d'un échantillon quelconque se trouve à l'extérieur des bornes de l'intervalle de « pari »). Un intervalle de pari à 95% est donc équivalent à un intervalle de pari au risque 5%.

3.1) L'intervalle de Pari d'une moyenne observée

- <u>Calcul de l'intervalle de Pari de la moyenne observée</u>

Les paramètres de la distribution de la population sont connus dans ce cas (aussi bien la moyenne vraie μ que l'écart-type vrai σ). Il n'est donc pas nécessaire de considérer la loi de Student (puisque le σ théorique est connu) seules les valeurs caractéristiques de la loi normale seront utilisées.

$m \in [\mu - z_{1-\alpha/2}\,\sigma/\sqrt{n}\ ;\ \mu + z_{1-\alpha/2}\,\sigma/\sqrt{n}\ ]$

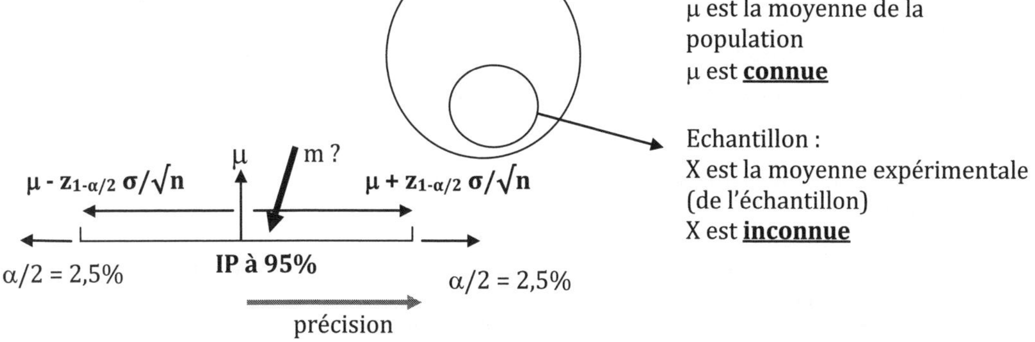

<u>Exemple</u> :
Nous nous intéressons au poids des nouveaux nés en France. La moyenne de la population est de 3 kg avec un écart-type de 0,1 kg. Nous désirons estimer un intervalle de pari (avec un risque de 5%) pour la moyenne observée d'un échantillon de 49 personnes :

$IP_{95\%} \in [\ 3 + 1{,}96 * 0{,}1/\sqrt{49};\ 3 - 1{,}96 * 0{,}1/\sqrt{49}] = [3{,}028\ ;\ 2{,}972]$

La taille de l'échantillon est supérieure à 30 et la condition de validité est donc respectée.

Taille de l'échantillon :
La largeur de l'intervalle de pari dépend de l'effectif de l'échantillon. La largeur de l'intervalle représente la distance entre les deux bornes de l'intervalle, la précision représente la demi-largeur de l'intervalle de pari, c'est-à-dire la distance entre l'estimation ponctuelle de la moyenne et une des deux bornes. Précision = $z_{1-\alpha/2} * \sigma/\sqrt{n}$
Il est possible de prédéfinir un niveau de précision et de calculer à partir de là, l'effectif de l'échantillon nécessaire pour obtenir une telle précision :

$$n = \frac{z_{1-a}^2 * \sigma^2}{E^2}$$

Avec :
$z_{1-\alpha}$: le fractile d'ordre $1-\alpha/2$ de la loi Normale centrée réduite N(0,1)
σ : l'écart-type vrai de la population (qui est connu dans ce cas)
E : la précision c'est-à-dire la demi-largeur (distance entre l'estimation ponctuelle de la moyenne et une des deux bornes de l'intervalle).

3.2) L'intervalle de Pari de la proportion observée

- Calcul de l'intervalle de Pari de la proportion observée

Nous connaissons la vraie proportion π de la population mais nous désirons estimer l'intervalle de fluctuation de la proportion observée dans un échantillon, p.

$p \in [\ \pi - z_{1-\alpha/2} * \sqrt{(\pi*(1-\pi)/n)}\ ;\ \pi + z_{1-\alpha/2} * \sqrt{(\pi*(1-\pi)/n)}\ ]$
Avec :
p = proportion observée dans un échantillon
π = proportion théorique dans la population
$z_{1-\alpha/2}$ ou u_α est le fractile d'ordre $1-\alpha/2$ de la loi Normale centrée réduite N(0,1) bilatérale.

On retiendra les valeurs les plus souvent utilisées de $z_{1-\alpha/2}$:
$\alpha = 0{,}01$: $z_{1-\alpha/2} = 2{,}576$
$\alpha = 0{,}05$: $z_{1-\alpha/2} = 1{,}96$ (le plus utilisé)
$\alpha = 0{,}10$: $z_{1-\alpha/2} = 1{,}645$

Conditions de validité pour le calcul : $n\pi \geq 5$ et $n(1-\pi) \geq 5$

Exemple :
A une période donnée de l'année, en France, la proportion de personnes qui ont une grippe est de 5%. Nous nous intéressons à un échantillon de 200 personnes.
La proportion théorique π est donc de 0,05 et n = 200
Nous désirons estimer un intervalle de pari à 95% de la proportion observée (p) de personnes affectées par la grippe, pour cet échantillon de 200 personnes:
$p \in [\ 0{,}05 - 1{,}96 * \sqrt{(0{,}05*(0{,}95)/200)}\ ;\ 0{,}05 + 1{,}96 * \sqrt{(0{,}05*(0{,}95)/200)}\ ] = [0{,}02\ ;\ 0{,}08]$

Nous désirons maintenant établir un intervalle de pari à 95% pour le nombre de personnes affectées par la grippe dans cet échantillon:
$np \in [\ 0{,}05*200 - 1{,}96 * \sqrt{(0{,}05(0{,}95)*200)}\ ;\ 0{,}05*200 + 1{,}96 * \sqrt{(0{,}05(0{,}95)*200)}\ ] =$
$[0{,}02*200\ ;\ 0{,}08*200\ ] = [4\ ;\ 16]$

Conditions de validité : $n*\pi \geq 5$ et $n(1-\pi) \geq 5$

200 * 0,05 = 10 et 200 * 0,95 = 190: La condition de validité est bien respectée dans cet exemple, cette condition de validité porte sur la proportion théorique (0,05).

Taille de l'échantillon :

Plus l'effectif de l'échantillon est grand, plus la largeur de l'intervalle de pari sera serrée (avec une meilleure précision pour un échantillon de taille plus grande). La précision représente la demi-largeur de l'intervalle de pari, c'est-à-dire la distance entre la proportion théorique et une des deux bornes. Il est possible de prédéfinir un niveau de précision et de calculer à partir de là, l'effectif de l'échantillon nécessaire pour obtenir une telle précision :

$$n = \frac{z_{1-\alpha}^2 * \pi * (1-\pi)}{E^2}$$

Avec :

$z_{1-\alpha}$: le fractile d'ordre $1-\alpha/2$ de la loi Normale centrée réduite N(0,1) bilatérale

π : La proportion théorique de la population

E : la précision c'est-à-dire la demi-largeur (distance entre la proportion théorique et une des deux bornes de l'intervalle) = $z_{1-\alpha/2} * \sqrt{\pi*(1-\pi)/n}$

Vérification des conditions de validité : $n\pi \geq 5$ et $n(1-\pi) \geq 5$, à partir de l'effectif calculé : n

Chapitre 4 : Les Tests d'hypothèse - Principes

Les hypothèses Ho et H1

Les méthodes statistiques sont très souvent utilisées en recherche médicale pour valider ou invalider une hypothèse ou une piste de recherche. Même un médecin qui n'est pas directement impliqué dans la recherche médicale aura besoin de connaître ces techniques pour pouvoir interpréter des articles scientifiques ou des résultats d'études cliniques.
Cette connaissance lui sera utile, pour évaluer l'efficacité de traitements innovants susceptibles de mieux correspondre à des cas spécifiques auquel il doit faire face (dans des cas où le traitement standard n'est pas concluant en termes d'effets bénéfiques et/ou d'effets secondaires).
Ces analyses statistiques permettront de déterminer si l'effet observé est réellement significatif ou si cet effet n'est dû qu'au hasard. Les méthodes statistiques seront utilisées pour identifier les effets bénéfiques réels d'un traitement (c'est-à-dire les effets qui sont significatifs d'un point de vue statistique et non dus au hasard).
Dans la recherche médicale, chaque innovation (un nouveau médicament, un nouveau traitement, un nouvel instrument médical…) doit être validée avec soin. Cette validation s'appuie en grande partie sur des tests statistiques qui permettront d'évaluer des hypothèses de travail.

4.1) Mise en œuvre des tests d'hypothèse

<u>L'hypothèse Ho :</u>
Nous allons tout d'abord émettre une hypothèse que nous appellerons Ho (c'est l'hypothèse de base ou l'hypothèse initiale). Ho est aussi appelée l'hypothèse nulle : nous supposons en effet que l'effet est nul (de là la dénomination Hypothèse nulle pour Ho), et que si on mesure un effet, cet effet ne peut être dû qu'au hasard, à la chance, à l'erreur de mesure etc… Nous supposons donc, initialement, qu'il n'existe pas de différence réelle.
Un test nous permettra d'estimer la vraisemblance de cette hypothèse Ho. Le test statistique permettra d'invalider l'hypothèse Ho ou au contraire démontrera qu'il n'est pas possible d'invalider cette hypothèse.
Dans de nombreux cas, le chercheur espère démontrer qu'en réalité une différence significative existe bien, et que le traitement innovant sur lequel il travaille depuis des années, et dans lequel il a probablement déjà investi beaucoup de temps et de ressources, apporte un effet bénéfique tangible, réel au malade. Mais il doit pouvoir démontrer que cet effet bénéfique est bien présent à l'aide des résultats du test et qu'il ne s'agit pas de l'effet du hasard.
Au début de l'étude, le chercheur se base sur l'hypothèse Ho (on suppose que ce nouveau traitement n'a aucun effet significatif), c'est l'hypothèse qui lui est (très souvent) la plus défavorable, en espérant pouvoir démontrer que, au contraire, Ho peut être invalidée par les résultats du test statistique.

<u>L'hypothèse H1 :</u>
L'hypothèse alternative à Ho suppose au contraire qu'un effet réel et significatif est bien présent. Si Ho est invalidée cela démontre a contrario que cette hypothèse alternative (qu'on appellera Ha ou H1) était bien vraie.

Au début de l'étude, nous sommes donc en présence de deux hypothèses : Ho (l'effet est nul) et H1 (l'effet est réel et significatif).
En se basant sur le principe de précaution, nous supposerons que Ho est vrai et nous allons évaluer cette hypothèse nulle. Nous désirons avant tout, éviter que des médicaments, des traitements ou des instruments médicaux qui n'ont pas d'effet réel et démontrable, ne soient utilisés par les

médecins. C'est pour cette raison que nous nous basons au début sur l'hypothèse la plus défavorable, Ho. Le but de l'étude, dans ce cas, est d'invalider ou de rejeter Ho, pour pouvoir établir que au contraire H1 est vrai (et donc démontrer que le nouveau médicament est réellement utile et a un effet).

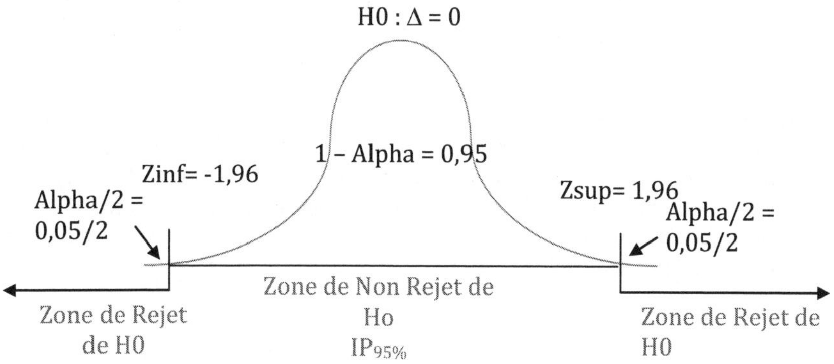

Pour effectuer le test, nous allons construire un intervalle de Pari autour de l'hypothèse nulle (Ho). Il s'agit souvent d'un intervalle de Pari à 95% qui représente la marge d'erreur associée à l'estimation (les fluctuations associées à l'échantillonnage).

Supposons que nous comparons deux traitements et donc que Ho consiste à dire que la différence entre les deux traitements est nulle ($H0 : \Delta = 0$). Nous prélevons deux échantillons associés à chacun des traitements et calculons la différence entre les deux moyennes observées pour ces deux échantillons.

Si la valeur de l'écart observé est située à l'intérieur de l'intervalle de Pari de Ho, on considérera que le résultat observé est bien compatible avec Ho et que la différence observée n'est due qu'au hasard (aux fluctuations de l'échantillonnage). Dans ce cas, on ne peut pas rejeter Ho (nous nous situons dans la Zone de non Rejet de Ho).

Si l'écart observé entre les deux traitements, est situé à l'extérieur de l'intervalle de Pari, on considérera que le résultat observé est incompatible avec Ho, et que la différence observée est trop importante pour n'être due qu'au hasard. On décidera alors de rejeter Ho (nous nous situons dans la Zone de Rejet de Ho).

Si nous raisonnons en termes centrés réduits, les limites de la zone de non rejet (Zsup et Zinf) seront souvent situées à Zsup = 1,96 et Zinf = -1,96. En effet, dans une loi normale centrée réduite (de moyenne 1 et d'écart type 0), on observe que 95% des valeurs sont situées à l'intérieur des bornes 1,96 et -1,96.

<u>Le risque alpha</u> : Pour un intervalle de Pari à 95% ($IP_{95\%}$), la probabilité qu'une différence observée se situe à l'extérieur de l'intervalle est de 5%. Ceci signifie que même si l'hypothèse nulle est vraie, la probabilité que l'écart observé se situe dans la zone de rejet est de 5% (pour un niveau de confiance prédéfini de 95%).

Le Risque Alpha représente la probabilité que Ho soit rejeté alors même que Ho était vrai. Il s'agit donc d'un rejet à tort de Ho. Habituellement le risque Alpha est fixé à 5% (valeur par défaut).

<u>Le niveau de confiance</u> : équivaut à (1 – Alpha), il représente au contraire le niveau de confiance dans le test (il est habituellement fixé à 95%). Le niveau de confiance représente la probabilité que Ho ne soit pas rejeté lorsque Ho est vrai. Il s'agit de la bonne décision dans ce cas puisque Ho est vrai.

<u>Le risque Beta</u> : Supposons maintenant que Ho soit faux et donc que H1 (l'hypothèse alternative) soit vrai. Sous l'hypothèse H1, il existe bien une différence non nulle entre les deux traitements ($H1 : \Delta \neq 0$). Le risque Beta est la probabilité de ne pas être en mesure de détecter cet écart, qui est pourtant

bien réel. C'est la probabilité que l'écart observé se situe à l'intérieur de la Zone de non rejet alors que H1 est vrai (Non rejet de Ho alors que Ho est faux). Pour pouvoir estimer le risque Beta, il faut que nous définissions a priori l'effet auquel on peut s'attendre, a priori, théoriquement ($H1 : \Delta \neq 0$).

<u>La puissance</u> : c'est le complémentaire du risque Beta. Il s'agit de la probabilité de détecter une différence lorsqu'elle existe réellement, c'est-à-dire lorsque H1 est vrai et Ho est faux.
Puissance = 1 – Beta
C'est la probabilité que l'écart mesuré se situe à l'extérieur de l'intervalle de Pari de Ho lorsque H1 est vrai. On rejette Ho, car l'écart estimé se situe alors dans la Zone de Rejet de Ho, il s'agit là de la bonne décision puisque H1 est vrai. Plus la puissance est élevée, plus le test a une bonne capacité de détecter l'existence d'une différence réelle. Pour améliorer la puissance, il est souvent nécessaire d'augmenter la taille des échantillons. Plus l'effectif des échantillons est élevé, plus l'intervalle de Pari de Ho (ainsi que la zone de non Rejet de Ho) rétrécit, et plus la Zone de Rejet de Ho s'élargit et donc plus la probabilité de détecter une différence réelle est élevée.

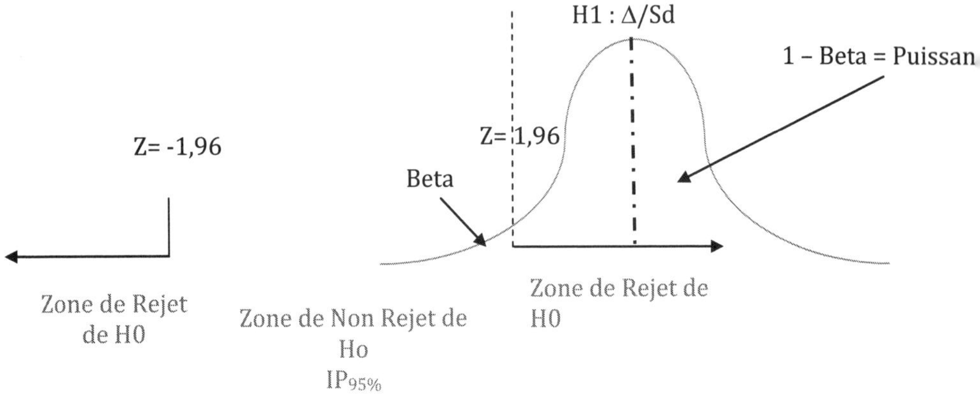

Le tableau ci-dessous recense l'ensemble des risque de mauvaises décisions suite à un test (α : risque de détecter une différence qui n'existe pas et β : risque de ne pas détecter une différence qui en réalité existe bien) ainsi que les bonnes décisions (puissance : détection d'une vraie différence et $1-\alpha$: niveau de confiance dans l'hypothèse Ho).

	H0 vrai	**H0 faux**
Rejet H0	Mauvaise décision correspond au risque α	Bonne décision correspond à la puissance ($1-\beta$)
Non Rejet H0	Bonne décision correspond au niveau de confiance ($1-\alpha$)	Mauvaise décision correspond au risque β

Par principe, on n'accepte jamais Ho, car si nous ne sommes pas en mesure de rejeter Ho, cela peut être dû à deux raisons : soit parce que Ho est vraiment vrai (il n'existe pas de différence réelle), soit parce que Ho est faux, en réalité, mais la puissance du test est insuffisante pour pouvoir mettre en évidence une différence significative.
Pour améliorer la puissance, il faut augmenter la taille de l'échantillon de façon à améliorer la précision (rétrécir l'intervalle de pari de Ho) et donc accroître la probabilité de détecter une différence si elle existe réellement. En règle générale, <u>on ne peut donc jamais accepter Ho</u>.

4.2) Test de comparaison d'une moyenne observée à une valeur de référence

Nous désirons savoir si un médicament A permet d'obtenir de meilleurs résultats qu'un traitement de référence (ou qu'un placebo) en moyenne, à partir des données d'un échantillon de patients. Il peut s'agir, d'une étude clinique dont l'objectif est de démontrer scientifiquement (en se basant sur une analyse statistique) que le traitement A est meilleur ou pire (c'est-à-dire statistiquement significativement différent) par rapport au traitement de référence (ou au placebo).

Hypothèses : Ho : $\mu = a$ H1 : $\mu \neq a$

a est une valeur théorique hypothétique prédéfinie a priori, elle correspond en général à la valeur que l'on obtiendra si le traitement étudié n'est pas efficace.

-Ho est l'hypothèse nulle (l'hypothèse initiale ou encore l'hypothèse de base), on suppose qu'il n'existe pas de différence statistiquement significative entre la moyenne de la population μ et la valeur hypothétique a.

-H_1 ou Ha est l'hypothèse alternative (dans le cas où Ho est faux), dans ce cas, on dit que la différence entre la moyenne (théorique) de la population μ et la valeur hypothétique a est statistiquement significative.

A noter que les hypothèses portent toujours sur des valeurs théoriques (μ), et non sur les valeurs observées (m), puisqu'il s'agit d'hypothèses théoriques émises a priori qui sont ensuite confrontées au cours du test, à des valeurs observées a posteriori, à partir d'un échantillon.

- Si $n \geq 30$ ou si les écarts-types théoriques sont connus :

Test de l'écart réduit : Nous avons montré dans un chapitre précédent comment effectuer des calculs pour estimer une probabilité grâce à la loi normale. Il était nécessaire de centrer et réduire une valeur par rapport à la moyenne de la distribution normale et à son écart-type : $Z = \frac{|X - \mu|}{\sigma}$

De la même manière, le test de l'écart réduit permet de centrer et réduire la moyenne observée (m) par rapport à la valeur théorique (a), pour pouvoir calculer une valeur de Z et se référer ainsi à la table de la loi normale.

Variable de décision : $Z = \frac{(m - a)}{(\sigma/\sqrt{n})}$

Avec :
a : la valeur attendue (la valeur que l'on obtiendrait si le traitement étudié n'était pas efficace)
m: la moyenne de l'échantillon, la moyenne observée
σ : l'écart-type (on utilise $\sigma/\sqrt{n}$ puisqu'il s'agit d'écarts-types de moyennes)
n : effectif de l'échantillon

Règle de décision :
Si $|Z|$ > Zseuil alors on rejette Ho (dans ce cas on dit que H1 est vrai)
Si $|Z|$ < Zseuil alors on ne peut rejeter Ho

Où Zseuil = 1,96 pour un test avec un risque d'erreur α de 0,05 (et un niveau de confiance de 95%). La valeur du Zseuil est lue dans la table bilatérale des fractiles de la loi normale N(0,1).

Conclusion :
Si |Z| > Zseuil avec Zseuil = 1,96 alors on rejette Ho avec un risque d'erreur α de 5%
Si |Z| < Zseuil avec Zseuil= 1,96 alors on ne rejette pas Ho avec un risque d'erreur α de 5%

Extrait de la table de la loi normale bilatérale pour un risque alpha (α) de 5% (voir à la fin du livre), la valeur critique (Zseuil) est de 1,96 :

α	0,00	0,01	0,02	0,03	0,04	0,05	0,06
0,00	∞	2,576	2,326	2,170	2,054	1,960	1,881

Exemple :
Nous nous intéressons au poids des nouveaux nés dans un certain hôpital, nous avons recueilli les données de 36 nouveaux nés. La moyenne observée à partir de cet échantillon est de 3,1 kg avec un écart-type de 0,1 kg. Nous désirons savoir si la moyenne de cet échantillon diffère significativement de la moyenne nationale (en France) qui est de 3kg :

$$Z = \frac{(m - a)}{(\sigma/\sqrt{n})} = \frac{3,1 - 3}{0,1/\sqrt{36}} = \frac{0,1}{0,1/6} = 6$$

6 > 1,96 : on rejette donc Ho avec un risque d'erreur α de 5%. On en conclut que la différence observée est statistiquement significative.

- Test de Student : Si n < 30, si les données suivent une loi normale et si l'écart-type théorique n'est pas connu, on peut utiliser la loi de Student (Nota Bene : cette méthode n'est pas prise en considération dans toutes les facultés de médecine)

Variable de décision : $T = \frac{(a - m)}{s/\sqrt{n}}$

Avec :
a : la valeur attendue
m : la moyenne de l'échantillon (moyenne observée)
s : l'écart-type observé, calculé à partir de l'échantillon (on utilise $s/\sqrt{n}$ puisqu'il s'agit d'écarts-types de moyennes)
n : effectif de l'échantillon

Règle de décision :
Si |T| > Tseuil alors on rejette Ho
Si |T| < Tseuil alors on ne rejette pas Ho

Le Tseuil est lu dans la table des fractiles de la loi de Student avec un risque d'erreur α prédéfini (souvent 5%) et un nombre de degrés de liberté qui est égal à : n-1

Condition de validité pour pouvoir utiliser la table de Student: Distribution normale des valeurs individuelles

Exemple :
Nous nous intéressons au poids des nouveaux nés dans un certain hôpital, nous avons recueilli les données de 20 nouveaux nés. La moyenne observée à partir de cet échantillon est de 3,1 kg avec un écart-type de 0,1 kg. Nous désirons savoir si la moyenne de cet échantillon diffère significativement de la moyenne nationale (en France) qui est de 3kg. Nous savons que le poids des nouveaux nés suit une loi normale :
Puisque n est inférieur à 30 mais que la distribution des données suit une loi normale (condition de validité respectée) nous pouvons utiliser le test de Student.

$$T = \frac{(m - a)}{(\sigma/\sqrt{n})} = \frac{3,1 - 3}{0,1/\sqrt{20}} = \frac{0,1}{0,1/\sqrt{20}} = 4,47$$

Le Tseuil critique est lu dans la table des fractiles de la loi de Student.
Pour $\alpha = 0,05$ et $n = 20$, le nombre de degrés de liberté = n-1 = 20-1 = 19 = v : $t_\alpha = 2,093$

Extrait de la table de Student (voir à la fin du livre):

ν \ α	0,90	0,50	0,30	0,20	0,10	0,05	0,02	0,01	0,001
19	0,127	0,688	1,066	1,328	1,729	2,093	2,539	2,861	3,883

4,47 > 2,093 : on rejette donc Ho avec un risque d'erreur α de 5%. On en conclut que la différence observée est statistiquement significative

Nombre de sujets nécessaires :
Pour détecter une différence par rapport à la valeur attendue, avec une puissance de $1 - \beta$; il faut constituer un échantillon de taille au moins égale à *n*, en utilisant la formule suivante :

$$n = [1,96 + u_{2\beta}]^2 * \frac{\sigma^2}{[\mu_o - \mu_1]^2}$$

Avec :
σ^2 : la variance de la population
n : la taille de l'échantillon
μ_o : la valeur qui correspond à l'hypothèse Ho
μ_1 : la valeur qui correspond à l'hypothèse H1
$\mu_o - \mu_1$: La différence à détecter
β : la probabilité de non-détection d'une différence significative
$1-\beta$: la puissance du test
$u_{2\beta}$: Le fractile de la loi normale qui correspond à 2 * β. $u_{2\beta}$ se lit dans la table bilatérale de la loi normale.
Condition de validité : $n \geq 30$

Exemple :
Nous désirons détecter une différence de 0,05 (différence entre μ_o et μ_1) avec une puissance (probabilité de détection) de 80%, pour un écart-type de 0,1.
$1-\beta = 0,8$ donc $\beta = 0,2$ d'où $2\beta = 0,4$ et $u_{2\beta} = u_{0,4} = 0,842$ (valeur correspondante dans la table bilatérale de la loi normale)

$$n = [1,96 + u_{2\beta}]^2 * \frac{\sigma^2}{[\mu_o - \mu_1]^2} = \frac{(1,96 + 0,842)^2 * 0,1^2}{0,05^2} = 32$$

La condition de validité du calcul a été respectée : $n \geq 30$

4.3) Le degré de Signification

Le degré de signification représente la probabilité d'observer la différence calculée (différence entre la valeur attendue et la moyenne de l'échantillon) uniquement à cause du hasard et en supposant Ho vrai.
La valeur du degré de signification correspond à la valeur d'Alpha (α) associée au |Z| ou au |T| issu du test de comparaison de la moyenne. Après avoir calculé la statistique Z ou T suite au test, on

considère la table bilatérale de la loi normale (pour Z) ou la table de la loi de Student (pour T) afin de déterminer quelle valeur du risque Alpha correspond effectivement au Z ou au T calculé au cours du test. Il s'agit du risque Alpha estimé a posteriori à partir des résultats du test (le risque 'Alpha observé effectivement'). Ce risque 'Alpha observé a posteriori' représente le degré de Signification.

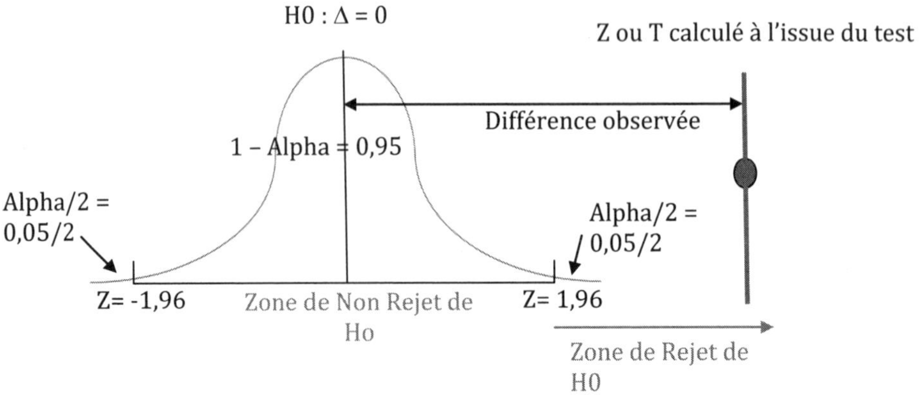

Le degré de signification représente donc la probabilité observée a posteriori de conclure à tort à l'hypothèse alternative H1 (alors que Ho est vrai, en réalité). Il s'agit du risque que l'on prend lorsque l'on rejette Ho.
Si le degré de signification est inférieur à 0,05 on rejette Ho (la différence observée est située hors de l'intervalle de Pari de Ho à 95%), puisque la probabilité d'observer une telle différence à cause uniquement du hasard (c'est la définition du degré de signification) est faible, et donc cette probabilité faible indique que les données observées sont incompatibles avec l'hypothèse nulle Ho (la différence n'est probablement pas due au hasard).

Si le degré de signification est supérieur à 0,05, on ne peut pas rejeter Ho et on considère que la différence n'est pas significative (différence observée à l'intérieur de l'intervalle de Pari de Ho à 95%). On considère que les données observées sont compatibles avec l'hypothèse nulle Ho puisque la probabilité d'observer une telle différence sous Ho (à cause uniquement du hasard) est élevée.

A noter qu'il n'est pas nécessaire de calculer un degré de signification si la différence n'est pas significative (puisque le degré de signification représente, uniquement, le risque que l'on prend lorsque l'on rejette Ho).

<u>Exemple</u> :
Nous nous intéressons au poids des nouveaux nés dans un certain hôpital, nous avons recueilli les données de 36 nouveaux nés. La moyenne observée à partir de cet échantillon est de 3,1 kg avec un écart-type de 0,1 kg. Nous désirons savoir si la moyenne de cet échantillon diffère significativement de la moyenne nationale (en France) qui est de 3kg :

$$Z = \frac{(m - a)}{(\sigma/\sqrt{n})} = \frac{3,1 - 3}{0,1/\sqrt{36}} = \frac{0,1}{0,1/6} = 6$$

Pour trouver le degré de signification qui correspond à Z = 6, nous utiliserons la table bilatérale de la loi normale (TABLE POUR LES PETITES VALEURS DE LA PROBABILITÉ α) à la fin de ce livre :
pour Z = 5,73 nous trouvons $\alpha = 0,000\,000\,01$ dans la table
Pour Z = 6,1 nous trouvons $\alpha = 0,000\,000\,001$ dans la table

α	0,001	0,000 1	0,000 01	0,000 001	0,000 000 1	0,000 000 01	0,000 000 001
u	3,29053	3,89059	4,41717	4,89164	5,32672	5,73073	6,10941

Le degré de signification correspond à la valeur du α observé et est donc inférieur à 0,000 000 01 mais supérieur à 0,000 000 001, puisque 6 se situe entre 5,73 et 6,1.

4.4) Test de comparaison de deux moyennes observées

Problème : Nous comparons deux médicaments différents, nous cherchons à savoir s'il existe une différence statistiquement significative entre ces deux médicaments, en termes de performances ou s'ils sont à peu près équivalents. L'étude clinique est basée sur une analyse statistique des moyennes des données à partir des deux échantillons de patients (un échantillon traité avec le 1er médicament, un 2nd échantillon traité avec le 2nd médicament ou avec un placebo).

Hypothèses :
Ho : $\mu 1 = \mu 2$ et $\mu 1 - \mu 2 = 0$
H1 : $\mu 1 \neq \mu 2$ et $\mu 1 - \mu 2 \neq 0$

$\mu 1$: moyenne théorique pour la population dont est issu l'échantillon 1
$\mu 2$: moyenne théorique pour la population dont est issu l'échantillon 2

Ho : on suppose que les deux médicaments sont équivalents et que la différence observée n'est due qu'au hasard.
H1 : il existe une différence statistiquement significative entre ces deux médicaments, cette différence a un caractère systématique.

A noter, encore une fois, que les hypothèses portent toujours sur des valeurs théoriques ($\mu 1$ ou $\mu 2$), et non sur les valeurs observées (m1 ou m2), puisqu'il s'agit d'hypothèses théoriques émises a priori qui sont ensuite confrontées au cours du test, à des valeurs observées a posteriori.

- Conditions de validité : Si $n1 \geq 30$ et $n2 \geq 30$ (avec n1 : taille du 1er échantillon et n2 : taille du 2nd échantillon) ou si les écarts-types théoriques sont connus :

Test de l'écart réduit
Variable de décision : $Z = \dfrac{(m1 - m2)}{\sqrt{(\sigma_1^2/n_1 + \sigma_2^2/n_2)}}$

Règle de décision :
Si $|Z| >$ Zseuil alors on rejette Ho
Si $|Z| <$ Zseuil alors on ne rejette pas Ho

Avec Zseuil = 1,96 pour un test avec un risque d'erreur α de 0,05. Zseuil est lu dans la table bilatérale des fractiles de la loi normale N(0,1).

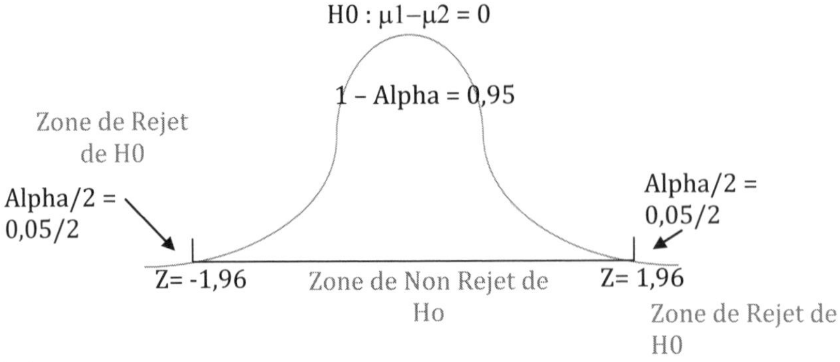

Conclusion :
Si $|Z|$ > Zseuil avec Zseuil=1,96 alors on rejette Ho avec un risque d'erreur de 5%
Si $|Z|$< Zseuil alors Zseuil=1,96 on ne rejette pas Ho avec un risque d'erreur de 5%

<u>Exemple</u> :
Nous nous intéressons au poids des nouveaux nés dans deux hôpitaux différents, nous avons recueilli les données de 36 nouveaux nés dans chacun des hôpitaux : n1 = 36 et n2 = 36. La moyenne observée à partir du 1er échantillon (1er hôpital) est de 3,1 kg avec un écart-type de 0,1 kg. La moyenne observée à partir du 2nd échantillon (2nd hôpital) est de 3 kg avec un écart-type de 0,2 kg. Nous désirons savoir si les moyennes des deux hôpitaux diffèrent de façon significative :

$$Z = \frac{(m1 - m2)}{\sqrt{(\sigma_1^2/n_1 + \sigma_2^2/n_2)}} = \frac{3,1 - 3}{\sqrt{(0,1^2/36 + 0,2^2/36)}} = 2,68$$

2,68 > 1,96 : on rejette donc Ho avec un risque d'erreur α de 5%. On en conclut que la différence observée est statistiquement significative.

Pour trouver le degré de signification qui correspond à Z = 2,68, nous utiliserons la table de la loi normale bilatérale à la fin de ce livre :
pour Z = 2,57 nous trouvons $\alpha = 0,01$ dans la table
Pour Z = 3,29 nous trouvons α = 0,001 dans la table (TABLE BILATERALE POUR LES PETITES VALEURS DE LA PROBABILITÉ α)
Le degré de signification (α observé dans la table) est donc inférieur à 0,01 mais supérieur à 0,001, puisque 2,68 se situe entre 2,57 et 3,29.

- Test de Student : Si n1<30 <u>ou</u> n2<30 (avec n1 : taille du 1er échantillon et n2 : taille du 2nd échantillon) et si les écarts-type théoriques ne sont pas connus, on utilise la loi de Student (Nota Bene : cette méthode n'est pas prise en considération dans toutes les facultés de médecine)

<u>Conditions de validité pour le test de Student</u>:
1) Distribution normale des valeurs individuelles
2) Egalité des variances (théoriques) des deux échantillons

Test de l'écart réduit : Variable de décision : $T = \frac{(m1 - m2)}{\sqrt{(s^2(1/n_1 + 1/n_2)}}$

Avec $s^2 = \frac{((n_1 -1)\, s_1^2 + (n_2 -1)\, s_2^2)}{(n_1 + n_2 -2)}$

S^2 est la variance commune (regroupement des variances observées des deux échantillons)
Règle de décision :
Si $|T|$ > Tseuil alors on rejette Ho
Si $|T|$ < Tseuil alors on ne rejette pas Ho

Tseuil est lu dans la table des fractiles de la loi de Student avec un risque d'erreur α prédéfini par l'expérimentateur (souvent α = 5%) et un nombre de degrés de liberté égal à $(n_1 + n_2 - 2) = v$.

<u>Exemple</u> :
Nous nous intéressons au poids des nouveaux nés dans deux hôpitaux différents, nous avons recueilli les données de 15 nouveaux nés dans chacun des hôpitaux : n1 = 15 et n2 = 15. La moyenne observée à partir du 1er échantillon (1er hôpital) est de 3,1 kg avec un écart-type de 0,1 kg. La moyenne observée à partir du 2nd échantillon (2nd hôpital) est de 3 kg avec un écart-type de 0,2 kg. Nous désirons savoir si les moyennes des deux hôpitaux diffèrent de façon significative. Nous savons que ces données suivent la loi normale et que les variances des deux hôpitaux sont à peu près équivalentes :

Calcul de la variance commune :

$$s^2 = \frac{(n_1 - 1)\, s_1^2 + (n_2 - 1)\, s_2^2}{(n_1 + n_2 - 2)} = \frac{14 * 0{,}1^2 + 14 * 0{,}2^2}{28} = 0{,}025$$

Nombre de degrés de liberté : $(n_1 + n_2 - 2) = 28$

$$T = \frac{(m1 - m2)}{\sqrt{(s^2(1/n_1 + 1/n_2)}} = \frac{0{,}1}{\sqrt{(0{,}025*(1/15 + 1/15))}} = 1{,}73$$

Le Tseuil critique est lu dans la table des fractiles de la loi de Student.
Pour $\alpha = 0{,}05$ et un nombre de degrés de liberté $v = 28$: $t_\alpha = 2{,}048$

Extrait de la table de Student :

v \ α	0,90	0,50	0,30	0,20	0,10	0,05	0,02	0,01	0,001
28	0,127	0,683	1,056	1,313	1,701	2,048	2,467	2,763	3,674

1,73 < 2,048 : on ne peut donc pas rejeter Ho avec un risque d'erreur α de 5%. On en conclut que la différence observée n'est pas statistiquement significative.

Il n'est plus nécessaire de calculer le degré de signification puisque Ho ne peut être rejeté

Nombre de sujets nécessaires

Pour détecter une différence entre les moyennes avec une puissance $1 - \beta$, il faut constituer deux échantillons, <u>*chacun de taille au moins égale à n*</u>, en utilisant la formule suivante :

$$n = [1,96 + u2\beta]^2 \frac{\sigma_A^2 + \sigma_B^2}{[\mu A - \mu B]^2}$$

Avec :
σ_A^2 et σ_B^2 : les variances des deux populations
n : la taille de chacun des deux échantillons
$\mu A - \mu B$: La différence à détecter
$u2\beta$: correspond à la valeur trouvée dans la table de la loi normale bilatérale pour une probabilité de $(2*\beta)$

<u>Condition de validité pour le calcul du nombre de sujets nécessaires</u> : la taille de chacun des deux échantillons doit être supérieure à 30 (pour chacun des deux échantillons)

4.5) Tests pour Séries Appariés

Il s'agit d'un test de comparaison de deux moyennes, dans le cas où les sujets de l'échantillon utilisé pour estimer la première moyenne et les sujets de celui utilisé pour estimer la seconde moyenne, sont les mêmes. Les deux échantillons ne sont plus indépendants, puisque les sujets pris en compte dans ces deux échantillons sont strictement identiques.

Les sujets pris en compte dans le premier échantillon sont les mêmes sujets que ceux du second échantillon (un échantillon est traité avec le 1er médicament, le 2nd échantillon est traité avec le 2nd médicament ou avec un placebo). Si les deux moyennes diffèrent, cela ne peut donc être dû qu'aux traitements différents. Il peut aussi s'agir des valeurs avant traitement à comparer aux valeurs après traitement, pour chaque sujet

L'intérêt de cette approche est que la différence entre les moyennes est estimée avec une meilleure précision que dans le cas où les échantillons sont indépendants.

Dans le cadre d'un test apparié, chacun des sujets de l'échantillon sera comparé avec le résultat pour ce même sujet avec un traitement différent. On parle de test apparié car chaque sujet constitue alors une paire de valeurs (valeur pour le premier traitement pour ce sujet comparée avec la valeur pour le même sujet avec le second traitement). Ce test est basé sur la comparaison des différences à l'intérieur de chaque paire (les valeurs sont donc rangées deux par deux). On obtient autant de différences que l'on a de sujets (et donc autant de paires de valeurs).

Pour chaque sujet, on calcule une différence entre les résultats des deux traitements, la moyenne de toutes ces différences à l'intérieur («intra») des paires est utilisée dans le calcul du test apparié.

Ce mode de calcul permet de se focaliser sur les différences intra paires (qui représentent les effets des traitements) et de s'affranchir de la variabilité entre sujets qui génère du bruit, de la variabilité aléatoire, et qui rend moins précise le résultat de l'analyse.

L'hypothèse nulle Ho, dans ce contexte, est que la moyenne des différences intra paires est égale à 0 (on suppose alors que les deux médicaments sont équivalents).

Ho : $\mu d = 0$

Avec μd : moyenne théorique des différences à l'intérieur de chaque paire (« intra paire »).

A noter que les hypothèses Ho et H1 portent toujours sur des valeurs théoriques (μd).

Echantillon pour le 1er traitement   Echantillon pour le 2nd traitement

Sujet 1
Sujet 2
Sujet 3
Sujet 4

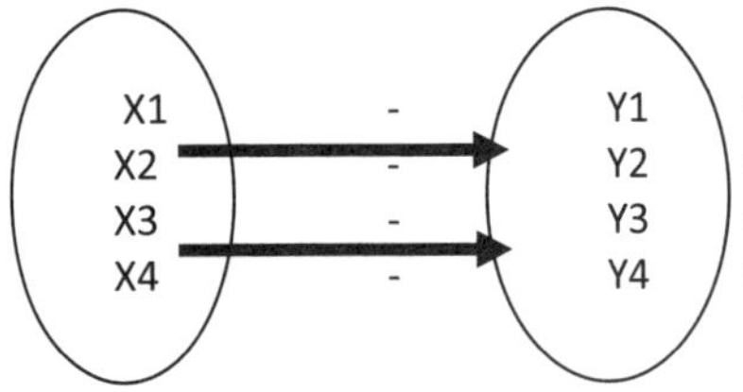

= différence entre les 2 traitements pour le Sujet 1
= différence entre les 2 traitements pour le Sujet 2
= différence entre les 2 traitements pour le Sujet 3
= différence entre les 2 traitements pour le Sujet 4

Total des différences intra paires = $\sum_i di$

Moyenne observée des différences intra paires = m_d

Dans l'énoncé du problème à résoudre, il ne sera pas forcément indiqué qu'un test apparié doit être utilisé dans ce cas précis. Lorsque l'échantillon est le même (mêmes sujets pour les deux traitements), on en déduira qu'il faut utiliser un test apparié pour obtenir une meilleure précision dans l'analyse. Par exemple, dans le cas où les sujets ont tout d'abord subi un traitement (avant), puis après un certain laps de temps (dans un second temps), un second traitement différent du premier (après).

Lorsque $n \geq 30$ (taille de chacun des échantillons supérieure à 30) ou que l'écart-type de la population est connu, on utilise la table de la normale

Test de l'écart réduit :

Variable de décision : $Z = \frac{|md|}{(\sigma d/\sqrt{n})}$

Avec md : moyenne des différences à l'intérieur des paires

Et σd = l'écart-type des différences à l'intérieur des paires

Règle de décision :

Si |Z| > Zseuil alors on rejette Ho (dans ce cas on dit que H1 est vrai)

Si |Z| < Zseuil alors on ne peut pas rejeter Ho

Où Zseuil = 1,96 pour un test avec un risque d'erreur α de 0,05. Zseuil est lu dans la table bilatérale des fractiles de la loi normale N(0,1).

Exemple :

Un traitement amaigrissant a été testé sur un échantillon de 30 sujets. Le poids moyen avant traitement était de 60 kg ; le poids moyen après traitement, quelques semaines plus tard, était de 59,6 kg. On a calculé les différences (Poids avant – Poids après) pour chacun des sujets. On a ensuite calculé une moyenne et un écart-type à partir de ces différences par sujet. La moyenne des différences est de 0,4kg avec un écart-type des différences de 0,7kg.

La taille de l'échantillon étant égale ou supérieure à 30, nous allons utiliser un test Z classique. Nous n'avons pas besoin de supposer que la distribution des différences suit une loi normale puisque le théorème Central Limite (TCL) s'applique dans ce contexte (la distribution des moyennes des différences est gaussienne (suit la loi normale) même lorsque les valeurs individuelles ne suivent pas une loi normale).

$$Z = \frac{|md|}{sd/\sqrt{n}} = \frac{0,4}{0,7/\sqrt{30}} = 3,13$$

Puisque |Z| > Zseuil : 3,13 > 1,96 on rejette Ho, on considère que les différences sont statistiquement significatives.

Pour trouver le degré de signification qui correspond à Z = 3,13, nous utiliserons la table de la loi normale bilatérale à la fin de ce livre :

pour Z = 2,57 nous trouvons $\alpha = 0,01$ dans la table

Pour Z = 3,29 nous trouvons α = 0,001 dans la table (TABLE BILATERALE POUR LES PETITES VALEURS DE LA PROBABILITÉ α)

Le degré de signification est donc inférieur à 0,01 mais supérieur à 0,001, puisque 3,13 se situe entre 2,57 et 3,29.

- Test de Student : Lorsque l'écart-type théorique n'est pas connu et n<30 (nombre de paires inférieur à 30): on se base alors sur la table de la loi de Student (Nota Bene : cette méthode n'est pas prise en considération dans toutes les facultés de médecine).

Condition de validité : Distribution normale des différences (à l'intérieur des paires)

Variable de décision : $T = \frac{|md|}{sd/\sqrt{n}}$

Avec :

où sd^2 est la variance observée des différences, soit

$$sd^2 = \sum_{i=1}^{n} \frac{(d_i - m_d)^2}{n-1} = \frac{\sum d_i^2 - \frac{(\sum d_i)^2}{n}}{n-1}$$

Si |T| > Tseuil alors on rejette Ho (dans ce cas on dit que H1 est vrai)
Si |T| < Tseuil alors on ne peut pas rejeter Ho

Tseuil s'obtient par lecture dans la table de la loi de Student à n-1 degrés de liberté.
Par exemple :
Pour $\alpha = 0{,}05$ et n = 10 donc n-1 = 9 : Tseuil = 2,262
Pour $\alpha = 0{,}05$ et n = 20 donc n-1 = 19 : Tseuil = 2,093

Exemple :
Un traitement amaigrissant a été testé sur un échantillon de 20 sujets. Le poids moyen avant traitement était de 60 kg ; le poids moyen après traitement, quelques semaines plus tard, était de 59,6 kg. On a calculé les différences (Poids avant – Poids après) pour chacun des sujets. On a ensuite calculé une moyenne et un écart-type à partir de ces différences par sujet. La moyenne des différences est de 0,4kg avec un écart-type des différences de 0,7kg.
La taille de l'échantillon étant inférieure à 30, nous allons utiliser un test de Student. Nous supposons que la distribution des différences suit une loi normale (condition de validité).

$$T = \frac{|md|}{sd/\sqrt{n}} = \frac{0{,}4}{0{,}7/\sqrt{20}} = 2{,}55$$

Pour $\alpha = 0{,}05$ et n = 20 donc n-1 = v = 19 : Tseuil = 2,093
Puisque |T| > Tseuil : 2,55 > 2,093 on rejette Ho, on considère que les différences sont statistiquement significatives.

Degré de Signification : Pour trouver le degré de signification qui correspond à T=2,55, nous utiliserons la table de la loi de Student à la fin de ce livre :
pour T = 2,539 nous trouvons $\alpha = 0{,}02$ dans la table
Pour T = 2,861 nous trouvons $\alpha = 0{,}01$ dans la table
Le degré de signification est donc inférieur à 0,02 mais supérieur à 0,01, puisque 2,55 se situe entre 2,539 et 2,861.

Extrait de la table de Student (voir à la fin du livre):

ν \ α	0,90	0,50	0,30	0,20	0,10	0,05	0,02	0,01	0,001
19	0,127	0,688	1,066	1,328	1,729	2,093	2,539	2,861	3,883

4.6) Test de comparaison d'une proportion observée à une valeur de référence (conformité)

Pour des données binaires (survivants/morts, guéris/non guéris, succès/échec ...) les calculs sont effectués à partir de proportions.

Hypothèses :
Ho : $\pi = \pi o$ (π : est la proportion théorique dans la population et πo une valeur de référence à laquelle on compare p : la proportion observée dans l'échantillon)
H1 : $\pi \neq \pi o$

Ho : on suppose que la proportion dans la population est égale à πo (la valeur attendue) et que la différence observée n'est due qu'au hasard.
H1 : il existe une différence statistiquement significative entre la proportion dans la population et πo (la valeur attendue), cette différence a un caractère systématique.

<u>Test de l'écart réduit entre une proportion et une valeur de référence :</u>

Variable de décision : $Z = \dfrac{|p - \pi o|}{\sqrt{(\pi o * (1 - \pi o)/n)}}$

Où πo est une valeur de référence donnée dans l'énoncé. Il s'agit de la valeur attendue si Ho est vrai.
Et p : la proportion observée dans l'échantillon

Règle de décision :
Si $|Z|$ > Zseuil alors on rejette Ho
Si $|Z|$ < Zseuil alors on ne rejette pas Ho

Où Zseuil = 1,96 pour un test avec un risque d'erreur alpha de 0,05. Zseuil est lu dans la table des fractiles de la loi normale N(0,1).

Conclusion :
Si $|Z| > 1,96$ alors on rejette Ho avec un risque d'erreur alpha de 5% (on dit que H1 est vraie) et on considère qu'il existe une différence significative entre la valeur de référence de la proportion (πo) et la vraie valeur de la proportion dans la population (π).
Si $|Z| < 1,96$ alors on ne rejette pas Ho avec un risque d'erreur alpha de 5%

Conditions de validité pour effectuer ce test: $\pi o * n \geq 5$ <u>et</u> $(1 - \pi o) * n \geq 5$
(la condition de validité porte sur la proportion théorique, on utilise donc la valeur de référence pour valider les conditions du test)

<u>Exemple</u> :
Nous nous intéressons à la proportion de personnes qui ont une grippe, à une certaine période de l'année. Nous avons recueilli les données issues d'un échantillon de 200 personnes, en France. Sur ces 200 personnes nous avons observé 20 sujets qui sont affectés par la grippe. Nous cherchons à savoir si cette proportion observée diffère significativement par rapport à la proportion théorique à laquelle nous nous attendons : πo = 5% = 0,05
Proportion observée = p = 20/200 = 0,1

$$Z = \frac{|p - \pi o|}{\sqrt{(\pi o * (1 - \pi o)/n)}} = \frac{0,1 - 0,05}{\sqrt{(0,05 * (0,95)/200)}} = 3,24$$

3,24 > 1,96 on rejette Ho avec un risque d'erreur alpha de 5% et on considère qu'il existe une différence significative entre la valeur de référence de la proportion (πo = 5%) et la vraie valeur de la proportion dans la population (π).

Pour trouver le degré de signification qui correspond à Z = 3,24, nous utiliserons la table de la loi normale bilatérale à la fin de ce livre :
pour Z = 2,57 nous trouvons $\alpha = 0{,}01$ dans la table
Pour Z = 3,29 nous trouvons α = 0,001 dans la table (TABLE BILATERALE POUR LES PETITES VALEURS DE LA PROBABILITÉ α)
Le degré de signification est donc inférieur à 0,01 mais supérieur à 0,001, puisque 3,24 se situe entre 2,57 et 3,29.

Condition de validité : πo * n = 0,05 *200= 10≥ 5 et $(1 - \pi o)$ * n = 0,95 * 200 = 190 ≥ 5

Nombre de sujets nécessaires
Si on considère qu'en réalité H1 est vrai et que sous H1 : $\pi = \pi 1$, ($\pi 1$ étant une valeur théorique différente de πo, il faudra définir la valeur de $\pi 1$ pour pouvoir effectuer le calcul), on utilise la formule ci-dessous pour estimer le nombre de sujets nécessaires pour obtenir une puissance 1 - β :

$$n = \frac{[1,96\sqrt{(\pi o(1-\pi o))} + u_{2\beta}\sqrt{(\pi 1(1-\pi 1))}]^2}{(\pi 0 - \pi 1)^2}$$

Avec πo : la proportion attendue sous Ho
$\pi 1$: la proportion attendue sous H1
$1 - \beta$: la puissance, c'est-à-dire la probabilité de détecter une différence égale à $(\pi 0 - \pi 1)$
β : la probabilité de non-détection d'une différence significative
$u_{2\beta}$: Le fractile de la loi normale (table bilatérale) qui correspond à 2 * β

Conditions de validité :
πo* n ≥ 5 et $(1 - \pi o)$ * n ≥ 5

4.7) Test d'égalité de deux proportions (Homogénéité)

Hypothèses :
Ho : $\pi 1 = \pi 2$ donc $\pi 1 - \pi 2 = 0$
H1 : $\pi 1 \neq \pi 2$ donc $\pi 1 - \pi 2 \neq 0$
Avec $\pi 1$: la proportion théorique du premier échantillon
et $\pi 2$ la proportion théorique du second échantillon)

Test de l'écart réduit :
Variable de décision : $Z = \frac{|p1 - p2|}{\sqrt{(pc*(1-pc)*(1/n1 + 1/n2))}}$

Où p1 est la proportion observée dans l'échantillon 1, p2 la proportion observée dans l'échantillon 2 et pc la proportion commune c'est-à-dire la moyenne pondérée des deux proportions observées :

$$Pc = \frac{(n1*p1 + n2*p2)}{(n1 + n2)}$$

Règle de décision :
Si |Z| > Zseuil alors on rejette Ho

Si |Z| < Zseuil alors on ne rejette pas Ho

Où Zseuil = 1,96 pour un test avec un risque d'erreur alpha de 0,05. Zseuil est lu dans la table des fractiles de la loi normale N(0,1).

Conclusion :
Si |Z| > Zseuil alors on rejette Ho avec un risque d'erreur alpha de 5% (on dit que H1 est vraie)
Si |Z| < Zseuil alors on ne rejette pas Ho avec un risque d'erreur alpha de 5%

Condition de validité : Elle est validée à partir de la proportion commune.
$pc * n1 \geq 5$ et $(1 - pc) * n1 \geq 5$ et $pc * n2 \geq 5$ et $(1 - pc) * n2 \geq 5$

Exemple :
Nous nous intéressons à la proportion de personnes qui ont été affectées par une grippe, à une certaine période de l'année, en France. Nous désirons comparer deux départements différents : un département essentiellement rural et un département essentiellement urbain. Nous avons recueilli les données issues de deux échantillons (pour chacun des départements).

Tailles des échantillons :
N1 = 100 personnes : pour le 1er échantillon
N2 = 100 personnes : pour le 2nd échantillon
Echantillon 1 : Sur ces 100 personnes nous avons observé 5 sujets qui ont été affectés par la grippe.
Echantillon 2 : Sur ces 100 personnes nous avons observé 9 sujets qui ont été affectés par la grippe.
Nous cherchons à savoir si ces proportions diffèrent significativement.
Proportions observées : P1 = 5/100 = 0,05 et P2 = 9/100 = 0,09

Calcul de la proportion commune :

$$Pc = \frac{(n1*p1 + n2*p2)}{(n1 + n2)} = \frac{100 * 0{,}05 + 100 * 0{,}09}{100 + 100} = \frac{14}{200} = 0{,}07$$

Test de l'écart réduit :

$$Z = \frac{|p1 - p2|}{\sqrt{((pc*(1 - pc)*(1/n1 + 1/n2))}} = \frac{0{,}09 - 0{,}05}{\sqrt{((0{,}07*(1 - 0{,}07)*(1/100 + 1/100))}} = \frac{0{,}04}{0{,}036} = 1{,}10$$

Conclusion :
Puisque |1,10| < 1,96 on ne peut pas rejeter Ho avec un risque d'erreur alpha de 5%, on en conclut qu'il n'existe pas de différence réelle. Il n'est donc pas nécessaire, dans ce cas, de calculer un degré de signification.

Les Conditions de validité sont bien respectées :
$pc*n1 = 100*0{,}05 \geq 5$ et $(1-pc) * n1 = 0{,}95*100 \geq 5$
et $pc*n2 = 100*0{,}05 \geq 5$ et $(1 - pc)*n2 = 100* 0{,}95 \geq 5$

Nombre de sujets nécessaires
Pour obtenir une puissance de $1 - \beta$ sur la base de deux échantillons (l'échantillon A et l'échantillon B) de même taille *n*, la valeur minimale de *n* est donnée par la formule suivante :

$$n = [1\ 96 + u_{2\beta}]^2 * 2 * \frac{\pi_c (1-\pi_c)}{[\pi A - \pi B]^2} \quad \text{avec } \pi_c = \frac{\pi A + \pi B}{2}$$

n : représente la taille minimale de chacun des deux échantillons
2*n : taille totale minimale de l'ensemble des deux échantillons

$u2\beta$: correspond à la valeur trouvée dans la table de la loi normale unilatérale pour une probabilité de $(2*\beta)$
Conditions de validité : $\pi c * n \geq 5$ et $(1 - \pi c) * n \geq 5$

4.8) Test d'égalité de deux variances : Test de comparaison de deux variances (Nota Bene : cette méthode n'est pas prise en considération dans toutes les facultés de médecine).

Une des conditions de validité pour le test de Student à deux échantillons, est l'égalité des variances théoriques des deux échantillons. Dans ce contexte, il peut être utile d'effectuer un test d'égalité des variances pour pouvoir vérifier cette condition de validité.

Hypothèses :
Ho : $\sigma_1^2 = \sigma_2^2$
H1 : $\sigma_1^2 \neq \sigma_2^2$

Variable de décision : $F = s_1^2 / s_2^2$
Le numérateur (s_1^2) représente la variance estimée la plus élevée
Le dénominateur (s_2^2) représente la variance estimée la plus faible
F représente le rapport des deux variances estimées.

Avec :
σ_1^2 et σ_2^2 : les variances théoriques
s_1^2 et s_2^2 : les variances estimées / observées

Règle de décision :
Si F > Fseuil alors on rejette Ho
Si F < Fseuil alors on ne rejette pas Ho (on dit que H1 est vraie)

Où Fseuil est lu dans la table de loi de Fisher Snedecor à v_1 ($v_1=n_1-1$) et v_2 ($v_2=n_2-1$) degrés de liberté (v_1 et v_2 sont donnés dans l'énoncé) avec en général un risque d'erreur α (qui est habituellement) de 0,05 (voir la table de Fisher à la fin du livre).

Exemple :
Nous nous intéressons au poids des nouveaux nés dans deux hôpitaux différents, nous avons recueilli des données issues de deux échantillons (pour chacun des hôpitaux) :
Taille de l'échantillon de l'hôpital 1 : n1 = 16 et
Taille de l'échantillon de l'hôpital 2 : n2 = 6.
La moyenne observée à partir du 1er échantillon (1er hôpital) est de 3,3 kg avec un écart-type de 0,2 kg. La moyenne observée à partir du 2nd échantillon (2nd hôpital) est de 3,1 kg avec un écart-type de 0,1 kg. Nous désirons savoir si les variances des deux hôpitaux différent de façon significative :

La variance la plus élevée (au numérateur) est divisée par la variance la plus faible (au dénominateur) pour calculer le rapport F :

$$F = \frac{0,2^2}{0,1^2} = \frac{0,04}{0,01} = 4 = \frac{s_1^2}{s_2^2}$$

n1 = 16 : nombre de degrés de liberté = 16 -1 = 15 = v1
n2 = 6 : nombre de degrés de liberté = 6 – 1 = 5 = v2

Table de Fisher pour un α (risque alpha) de 5% :

ν_2 \ ν_1	1	2	3	4	5	6	8	10	15	20	30
5	6,61	5,79	5,41	5,19	5,05	4,95	4,82	4,74	4,62	4,56	4,50

Dans la table de Fisher pour v1 = 15 et v2 = 5, on observe que la valeur critique (Fseuil) est de 4,62.
4 < 4,62 : Puisque|F| < Fseuil on ne rejette pas Ho avec un risque d'erreur alpha de 5%, on considère les variances comme à peu près équivalentes et il devient possible d'effectuer le test de Student sur les moyennes (la condition de validité d'égalité des variances est bien respectée).

4.9) Calcul du risque Beta et de la Puissance d'un test

Le risque Beta est la probabilité que la statistique calculée du test (Z ou T) se trouve à l'intérieur de la zone de non rejet de Ho, lorsque H1 est vrai. C'est-à-dire que l'on ne soit pas en mesure de rejeter Ho, alors que Ho est faux et que H1 est vrai (avec un effet réel théorique du traitement sous H1 égal à une valeur Δ connue a priori). Il s'agit donc du risque de non détection d'une différence Δ.
Beta = P(NRHo/H1) : Il s'agit de la probabilité de Non Rejet de Ho sachant que H1 est vrai.
Avec : NRHo = Non Rejet de Ho

Si on considère un intervalle de Pari à 95% pour Ho, les valeurs critiques de la zone de non rejet de Ho sont -1,96 et 1,96 (valeur centrée réduite pour un Intervalle de Pari sous Ho à 95%).
Pour pouvoir calculer le risque Beta nous avons besoin de connaître le Delta (effet théorique du traitement sous H1) prévu a priori : Δ

H1 suit une loi normale de paramètres $N(\frac{\Delta}{Sd} ; 1)$

Sd représente l'écart-type de la différence étudiée.
Avec $Sd = (\sigma/\sqrt{n})$ pour un test d'une comparaison d'une moyenne à une valeur théorique
ou $Sd = \sqrt{(\sigma_1^2/n_1 + \sigma_2^2/n_2)}$ pour un test de comparaison de deux moyennes
ou $Sd = \sqrt{(\pi o*(1 - \pi o)/n)}$ pour un test à une proportion
Sd dépend donc du test qui sera effectué...

Risque Beta : Probabilité que H1 se trouve dans la zone de non rejet de Ho
Risque Beta = P(-1,96 < H1 < 1,96) = P(H1<1,96) – P(H1<-1,96)
Avec H1 : $N(\frac{\Delta}{Sd} ; 1)$

Une fois que le risque Beta est estimé nous pouvons calculer la puissance : Puissance = 1 – Beta
Puissance = P(RHo/H1)
avec : RHo = Rejet de Ho. Il s'agit donc de la probabilité de rejet de Ho lorsque H1 est vrai.

Exemple :
Supposons que sous H1 l'écart prévu est de 5 et que l'on espère pouvoir détecter cet effet de 5 avec une bonne puissance à l'aide du test statistique.
Supposons que le test à réaliser est un test de comparaison de deux moyennes :
Avec $\sigma 1^2 = 49$ $\sigma 2^2 = 49$ n1 = 30 et n2 = 30 (deux échantillons de taille égale à 30)

$Sd = \sqrt{(\sigma_1^2/n_1 + \sigma_2^2/n_2)} = \sqrt{\left(\frac{49 + 49}{30}\right)} = \sqrt{\left(\frac{98}{30}\right)}$

et $\Delta = 5$

Avec H1 : $N\left(\frac{\Delta}{Sd} ; 1\right) = N\left(\frac{5}{\sqrt{(98/30)}} ;1\right) = N(2,77 ;1)$

En utilisant la table unilatérale de la loi normale (voir à la fin du livre):
P (-1,96 < H1 < 1,96) = P(H1<1,96) – P(H1<-1,96) = 0,21 = Risque Beta
Avec P(H1<1,96) = P(Z<[1,96 – 2,77]) = P(Z< -0,8) = 0,21
Avec P(H1< -1,96) = P(Z<[-1,96 – 2,77]) = P(Z< - 4,72) qui est négligeable
Le risque Beta est donc de 0,21 et la puissance est donc de 0,79.

4.10) Le test de Wilcoxon (Nota Bene : cette méthode n'est pas prise en considération dans toutes les facultés de médecine)

Pour effectuer une comparaison de deux moyennes, lorsque le nombre de données dans chacun des échantillons étudiés est inférieur à 30, il n'est plus possible de recourir au test de l'écart réduit classique (test z), et si les échantillons ne suivent pas une loi normale ou si les variances des deux échantillons ne sont pas équivalentes, il n'est pas non plus possible d'utiliser un test de Student (test t).
Dans ces deux cas, si les conditions de validité ne sont pas respectées, le dernier recours possible est d'effectuer un test non paramétrique. Les tests non paramétriques n'exigent pas que les populations suivent une distribution particulière, ils ne sont pas soumis à des conditions de validité. Ils permettent donc d'effectuer des comparaisons lorsqu'il n'est pas possible d'utiliser un test de l'écart-réduit (z ou t).
Le test non paramétrique de Wilcoxon est basé sur les rangs des données, triées en ordre croissant, des deux échantillons indépendants.
Si on trouve de faibles rangs dans un échantillon et si on trouve de façon prédominante des rangs élevés dans l'autre échantillon, on en conclut que les deux populations sont différentes. Si les échantillons sont tirés de populations avec des médianes égales, alors les rangs élevés et les rangs faibles doivent s'équilibrer entre les deux échantillons.

4.10.1) Test de Wilcoxon pour deux échantillons indépendants.
On parle d'échantillons indépendants lorsque les sujets dans les deux échantillons sont tous différents. Notre objectif est de déterminer si un écart significatif existe entre les deux échantillons. Les calculs sont basés sur les rangs des données, il ne s'agit plus d'un test sur des moyennes. L'hypothèse nulle est l'affirmation qu'il n'existe pas de différences entre les deux échantillons.

Ho : Les deux échantillons proviennent de populations avec la même médiane
H1 : Les deux échantillons proviennent de populations avec des médianes différentes

La procédure à suivre est la suivante :

1. Combiner les deux échantillons en un seul, placer les données dans un ordre croissant, noter leur rang dans la série (croissante) des valeurs. Lorsque des valeurs sont identiques, il faut leur affecter la moyenne des rangs des *ex aequo*.
2. Calculer la somme des rangs de chacun des échantillons.
   Somme totale des rangs des deux échantillons = $\frac{N *(N+1)}{2}$

Avec :
N : Effectif total des deux échantillons

Soit n_A l'effectif de l'échantillon A et n_b l'effectif de l'échantillon B, par convention, on considère que $nA \leq nB$ (l'échantillon A est le plus petit des deux échantillons):

- Lorsque n_A **et** $n_B \leq 10$, il s'agit d'une distribution faisant l'objet d'une table spécifique, la table du test de Wilcoxon (voir la table à la fin du livre). La table de Wilcoxon pour données indépendantes fournit les bornes de l'intervalle de pari de Ho.
  Si la plus petite somme des rangs (parmi les deux échantillons) est inférieure à la borne inférieure de l'intervalle de pari de Ho (fournie par la table de Wilcoxon pour échantillons indépendants), on rejette Ho, puisque la plus petite somme des rangs se situe dans la zone de rejet de Ho. Au contraire, si la plus petite somme des rangs est supérieure à la borne inférieure de l'intervalle de pari de Ho, on ne peut pas rejeter Ho.

- Lorsque n_A **ou** n_B >10 on calcule le paramètre du test (Z) en utilisant la formule ci-dessous :

$$Z = \frac{T_A - n_A(n_A + n_B + 1)/2}{\sqrt{(n_A n_B (n_A + n_B + 1)/12)}}$$

Avec T_A : Somme des rangs de l'échantillon A
Z, sous Ho, suit à peu près une loi normale centrée réduite : N(0, 1).

Règle de décision :
Si |Z| > Zseuil alors on rejette Ho
Si |Z| < Zseuil alors on ne rejette pas Ho
Où Zseuil = 1,96 pour un test avec un risque d'erreur alpha de 0,05. Zseuil est lu dans la table des fractiles de la loi N(0,1).

Conclusion :
Si |Z| > 1,96 alors on rejette Ho avec un risque d'erreur alpha de 5% (on dit que H1 est vraie)
Si |Z| < 1,96 alors on ne rejette pas Ho avec un risque d'erreur alpha de 5%

Exemple :
Valeurs de l'échantillon pour le traitement A : 1, 2, 3, 3, 4
Valeurs de l'échantillon pour le traitement B : 3, 4, 5, 6, 7, 7,

Ranger les valeurs en ordre croissant (en combinant les deux échantillons en un seul).

Rangs :	1	2	4	4	4	6,5	6,5	8	9	10,5	10,5
Valeurs en ordre croisant :	1(A)	2(A)	3(A)	3(A)	3(B)	4(A)	4(B)	5(B)	6(B)	7(B)	7(B)

Valeurs ex aequo : trois valeurs sont identiques (3), on leur affecte le rang moyen des 3 (rang moyen : 4), deux autres valeurs sont identiques (4), on leur affecte le rang moyen des 4 (rang moyen : 6,5), deux valeurs sont identiques (7), on leur affecte le rang moyen des 7 (rang moyen : 10,5).

Somme des rangs pour l'échantillon A : 1 + 2 + 4 + 4 + 6,5 = 17,5
Somme des rangs pour l'échantillon B : 4 + 6,5 + 8 + 9 + 10,5 + 10,5 = 48,5
La plus petite somme des rangs est celle de l'échantillon A.
n_a = 5 (5 valeurs pour l'échantillon A)
n_B = 6 (6 valeurs pour l'échantillon B)

Si cette plus petite somme des rangs est inférieure au seuil de la table Wilcoxon/Mann-Withney pour deux échantillons indépendants, alors on rejette Ho, sinon on ne peut pas rejeter Ho. Le seuil dans la table est de 3 (pour n1 = 5 et n2 = 6), on ne peut donc pas rejeter Ho, la différence n'est pas significative et il n'est pas nécessaire de calculer un degré de signification.

4.10.2) Test de Wilcoxon pour données appariées

Dans le cas où les deux traitements ont été testés sur les mêmes sujets successivement, les deux échantillons ne sont plus indépendants, on parle alors d'échantillons appariés. Les valeurs des deux échantillons sont liées deux à deux (par paires).

On considère les deux résultats de traitements qui ont été effectués sur chacun des sujets comme des paires. On s'intéresse aux différences à l'intérieur de chacune de ces paires (écart entre le résultat d'un traitement 1 et le résultat du traitement 2 pour un même sujet et ainsi de suite pour tous les sujets).

Ho : Les données appariées ont des différences qui proviennent d'une population dont la médiane est égale à 0

H1 : Les données appariées ont des différences qui proviennent d'une population dont la médiane n'est pas égale à 0

La procédure à suivre est la suivante :

1. Pour chaque paire de données, on calcule une différence (intra paire), en soustrayant la seconde valeur par la première, et <u>en excluant les différences égales à 0</u>.
3. Trier les différences par ordre croissant, en ignorant les signes (positifs ou négatifs) de ces différences (en ne considérant que les valeurs absolues des différences). Noter le rang des différences dans la série (croissante) de ces différences. Lorsque des valeurs de différences sont identiques, il faut leur affecter la moyenne des rangs des valeurs *ex aequo.*
2. Affecter à chaque rang, le signe de la différence d'où il est issu (positif ou négatif)
3. Calculer la somme des valeurs absolues des rangs positifs et négatifs

<u>Exemple</u> :

Deux traitements ont été utilisés successivement sur les mêmes sujets. Les différences intra paires (valeur pour le second traitement moins valeur pour le premier traitement) ont été calculées :

Valeurs des différences intra paires : +1, +2, +3, +3, +4 -3, -4, -5, -6, -7, -7,

Différences positives (+) à l'intérieur des paires : 1, 2, 3, 3, 4

Différences négatives (-) à l'intérieur des paires : 3, 4, 5, 6, 7, 7,

Ranger les valeurs en ordre croissant :

Rangs :	1	2	4	4	4	6,5	6,5	8	9	10,5	10,5
Différences en ordre croissant et en valeur absolue:	1(+)	2(+)	3(+)	3(+)	3(-)	4(+)	4(-)	5(-)	6(-)	7(-)	7(-)

Valeurs ex aequo : trois différences ont une valeur absolue identique (3), on leur affecte le rang moyen des 3 (rang moyen : 4), deux différences ont une valeur absolue identique (4), on leur affecte le rang moyen des 4 (rang moyen : 6,5), deux différences ont une valeur absolue identique (7), on leur affecte le rang moyen des 7 (rang moyen : 10,5).

Somme des rangs des différences positives : 1 + 2 + 4 + 4 + 6,5 = 17,5

Somme des rangs des différences négatives : 4 + 6,5 + 8 + 9 + 10,5 + 10,5 = 48,5

La plus petite somme des rangs est celle des différences positives et n = 11 (11 différences par paires)

Soit n le nombre total de paires pour lesquelles la différence n'est pas nulle :

- Si n est petit (habituellement, si n est inférieur à 15) on considère la plus petite somme des rangs et on se réfère à la table de Wilcoxon pour donnés appariées (voir la table à la fin du livre). On détermine l'intervalle de pari de Ho à partir de la table de Wilcoxon pour données appariées. Cette table indique quelle est la borne inférieure de l'intervalle de pari de Ho pour chaque cas. Si la plus petite somme des rangs est inférieure à la borne inférieure de l'intervalle de pari de Ho (zone de rejet de Ho), on rejette Ho. Dans le cas contraire, on ne peut rejeter Ho.
  Reconsidérons l'exemple ci-dessus, la plus petite somme des rangs (somme des rangs des différences positives) est égale à 17,5. La table de Wilcoxon pour échantillons appariés (voir à la fin du livre) indique que pour n=11 et α = 0,05, le seuil de décision (borne inférieure de l'intervalle de pari) est de 11. 17,5 est bien supérieur à ce seuil de 11 donc on ne peut pas rejeter Ho. La différence n'est pas statistiquement significative.
- Si n est grand (habituellement lorsque $n > 15$) on calcule le paramètre du test (Z) en utilisant la formule ci-dessous :

$$Z = \frac{T^{+} - n(n+1)/4}{\sqrt{n(n+1)(2n+1)/24}}$$

Avec T+ la somme des rangs des différences positives.
Z, sous Ho, suit à peu près une loi normale centrée réduite N(0, 1).

Règle de décision :
Si |Z| > Zseuil alors on rejette Ho
Si |Z| < Zseuil alors on ne rejette pas Ho
Où Zseuil = 1,96 pour un test avec un risque d'erreur alpha de 0,05. Zseuil est lu dans la table des fractiles de la loi N(0,1).

Conclusion :
Si |Z| > 1,96 alors on rejette Ho avec un risque d'erreur alpha de 5% (on dit que H1 est vraie)
Si |Z| < 1,96 alors on ne rejette pas Ho avec un risque d'erreur alpha de 5%

2nde série d'exercices : (les corrections se trouvent à la fin du livre)

Question 1 : La distribution de la taille de la population de l'ensemble des étudiants en pharmacie en France a une moyenne de 172 cm avec un écart- type de la population de 10 cm.
On réalise un échantillon par tirage au sort de 100 étudiants en pharmacie.
Parmi les propositions suivantes laquelle (lesquelles) est (sont) vraie(s) :

A) La probabilité que la moyenne de l'échantillon soit au dessus de 173,96 cm est de 5%.
B) La probabilité que la moyenne de l'échantillon soit au dessus de 173,96 cm est de 10%.
C) La probabilité que la moyenne de l'échantillon soit au dessus de 173,96 cm est de 2,5%.
D) La probabilité que la moyenne de l'échantillon soit au dessus de 191,6 cm est de 2,5%.
E) Les conditions de validité de ces calculs ne sont pas respectées.

Question 2 : Nous désirons collecter des données à propos d'une caractéristique quantitative continue :

A) Si une partie de la population est examinée c'est un échantillonnage.

B) Si l'ensemble des individus de la population sont examinés, c'est un échantillonnage.
C) Dans un échantillonnage représentatif, on doit s'arranger pour que seuls les sujets les plus « originaux » fassent partie de l'échantillon.
D) Pour qu'un échantillon soit représentatif, il faut que la probabilité de tous les sujets de la population d'appartenir à l'échantillon soit la même.
E) Si la taille de l'échantillon est supérieure à 30, les valeurs de l'échantillon suivent obligatoirement une loi normale.

Question 3 : La hauteur d'une pièce (en cm) est supposée être une variable aléatoire suivant une loi normale de moyenne 75 et d'écart-type 15. Parmi les propositions suivantes laquelle (lesquelles) est (sont) vraie(s) :

A) La probabilité que la hauteur soit inférieure à 70 mais supérieure à 60 est de 21%.
B) La probabilité que la hauteur soit inférieure à 70 mais supérieure à 60 est de 13%.
C) La probabilité que la hauteur soit inférieure à 70 mais supérieure à 60 est de 29%.
D) La probabilité que la hauteur soit supérieure à 72 est de 58%.
E) La probabilité que la hauteur soit supérieure à 72 est de 42%.

Question 4 : Des études ont indiqué que la glycémie dans l'ensemble de la population des patients non diabétiques suit une loi normale de paramètres:
Moyenne : 4,8 mmol/l ; Ecart type : 0,4 mmol/l
Un laboratoire effectue des tests sur un échantillon de 100 patients non diabétiques.
Les résultats sont les suivants : $n = 100$; $\Sigma x = 500$; $\Sigma x^2 = 2516$
Parmi les propositions suivantes laquelle (lesquelles) est (sont) vraie(s) :

A) La variance expérimentale de la glycémie (dans l'échantillon) est de 0,16.
B) L'intervalle de pari de la glycémie à 99 % est de [4,92;5,08].
C) L'intervalle de pari de la glycémie à 99 % est de [4,7;4,9].
D) L'intervalle de confiance de la glycémie au risque 1 % est de [4,90;5,10].
E) L'intervalle de confiance de la glycémie au risque 1 % est de [4,75;5,25].

Question 5 : Pour améliorer la précision et diviser la largeur de l'intervalle de confiance par deux il faut (Parmi les propositions suivantes laquelle (lesquelles) est (sont) vraie(s)) :

A) Diviser par 1,96 l'effectif prévu de l'échantillon.
B) Multiplier par 1,96 l'effectif prévu de l'échantillon.
C) Multiplier par 4 l'effectif prévu de l'échantillon.
D) Multiplier par 2 l'effectif prévu de l'échantillon .
E) Multiplier par 8 l'effectif prévu de l'échantillon.

Question 6 : On décide d'étudier les causes de désaturation lors de l'induction au cours d'une anesthésie générale en pédiatrie. Dans ce but on réalise une étude prospective observationnelle incluant 100 enfants. On observe une désaturation chez 20% de ces 100 enfants.
Parmi les propositions suivantes laquelle (lesquelles) est (sont) vraie(s) :

A) l'intervalle de confiance à 95% de la proportion de désaturations est de [0,12;0,28].
B) l'intervalle de confiance à 95% de la proportion de désaturations est de [0,04;0,36].
C) l'intervalle de confiance du nombre de désaturations au risque 10 % dans l'échantillon est de [10,1;29,9].
D) l'intervalle de confiance du nombre de désaturations au risque 10 % dans l'échantillon est de [13,5;26,5].
E) Les conditions de validité de ces calculs ne sont pas respectées.

Question 7 : Caractérisez les affirmations suivantes par Vrai ou Faux :

A) Une variable suivant une loi du Khi 2 à un degré de liberté est la somme des carrés de deux variables centrées réduites qui suivent une loi normale.
B) Une variable suivant une loi du Khi 2 est une somme de carrés de variables suivant une loi binomiale
C) Une variable suivant une loi du Khi 2 à un degré de liberté est le carré d'une variable centrée réduite suivant une loi normale.
D) Une variable du Khi 2 à 3 degrés de liberté a comme moyenne 3.
E) La probabilité d'observer un Khi 2 à 1 degré de liberté d'être inférieur à 3,84 vaut 95%.

Question 8 : Les temps d'attente dans un service hospitalier ont été divisés en 4 phases successives (X1, X2, X3, et X4 : Accueil et triage, mise en box, examen complémentaire...)
On suppose que les durées de ces phases successives sont des variables aléatoires indépendantes entre elles. Les moyennes et écarts types des durées de X1 sont respectivement de 15mn et 5mn ; de X2 : 17mn et 3mn ; de X3 : 8mn et 1mn ; de X4 10mn et 1mn. Les distributions des durées de X1, X2, X3, et X4 ne sont pas gaussiennes.

A. La durée moyenne d'attente pour l'ensemble des phases est de 50mn.
B. L'écart type de la durée d'attente totale est de 10mn.
C. L'écart type de la durée d'attente totale est de 6mn.
D. L'écart type de la durée d'attente totale est < 6mn.
E. L'écart type de la durée d'attente totale est > 10mn.

Question 9 : On compare le pourcentage de réussite de 2 traitements A et B sur 2 groupes de sujets. On a respectivement les pourcentages de réussite de 30% et 50% sur 100 et 200 sujets. Pour pouvoir réaliser ce test de comparaison en utilisant une variable normale centrée réduite au risque bilatéral 5% :
Quelles sont la(es) affirmation(s) exacte(s) ?

A) On calcule le pourcentage commun p = (0,3+0,5)/2 = 40%.
B) On calcule le pourcentage commun p = (30+100)/300 = 43,3%.
C) On vérifie les conditions d'application en vérifiant que 0,3 * 100 est supérieur à 5 et que 0,5 * 200 est supérieur à 5.
D) On vérifie les conditions d'application en vérifiant que p (pourcentage commun) * 100 et que (1-p) * 100 et que p * 300 et que (1-p) * 200 sont supérieurs à 5 (avec p : le pourcentage commun).
E) On ne peut pas calculer un intervalle de pari sur le pourcentage de réussite du groupe A.

Question 10 : Suite de la question précédente. On effectue le test de comparaison :
A) On calcule z = 5. La différence est statistiquement significative au seuil de risque 5%.
B) On calcule z = 5. La différence n'est pas statistiquement significative.
C) Le degré de signification est inférieur à 0,05 supérieur à 0,025.
D) Le degré de signification est inférieur à 0,025 supérieur à 0,01.
E) Le degré de signification est inférieur à 0,01.

Question 11 : m étant la moyenne observée de l'échantillon et μ la moyenne vraie de la population, p étant la proportion observée dans l'échantillon et π la proportion vraie dans la population
Quelles sont les hypothèses H0 de départ (une ou plusieurs bonnes réponses) ?
A) H0 : pa =pb = p
B) H0 : $\pi A = \pi B = \pi$
C) H0 : $mA = mB$

D) H1 : μa différent de μb
E) H1 : mA différent de mB

Question 12 : Dans une maladie, on observe généralement une élévation de la concentration d'une protéine *A*. On sélectionne par tirage aléatoire, dans la population des patients atteints de cette maladie, un échantillon de 100 malades. Les moyennes et variance expérimentales de la concentration de *A* dans cet échantillon sont respectivement égales à 100 et 3600 :

A) L'intervalle de confiance de niveau 95 % de la vraie moyenne contient la valeur 90.
B) L'intervalle de confiance de niveau 60 % de la vraie moyenne est 100 ± 0,524 × 6.
C) L'intervalle de confiance de niveau 99 % de *la* vraie moyenne est 100 ± 2,576 × 6.
D) On ne peut pas calculer l'intervalle de confiance de niveau 99 % de la vraie moyenne car une borne est inférieure à 30.
E) La probabilité que la vraie moyenne de la population soit égale à 100 est de 50 %.

Question 13 : On tire au sort un échantillon de 100 comprimés d'un médicament d'un lot de fabrication qui doit fournir des comprimés dosés à 6mg. On obtient les résultats suivants :
Total des valeurs = 590, Total des carrés des valeurs = 3600. La fabrication peut-elle être considérée comme conforme au dosage prévu ?

A) Les conditions de validité de ce test d'hypothèse ne sont pas respectées.
B) La différence est statistiquement significative au seuil de risque 5%.
C) La différence n'est pas statistiquement significative au seuil de risque 5%.
D) Le degré de signification est inférieur à 5%.
E) Le degré de signification est supérieur à 5%.

Chapitre 5 : Test du Khi² pour des comparaisons de proportions

Le test du Khi² (Khi Deux) est utilisé pour analyser des réponses qualitatives (nominales ou ordinales) ou encore des réponses quantitatives discrètes.

Trois types de tests du Khi² sont disponibles, les calculs et les hypothèses diffèrent suivant le type de test du Khi ² auquel on se réfère :

- Comparaison d'une répartition théorique à une répartition observée (ajustement ou conformité)
- Etude de plusieurs répartitions observées pour effectuer des comparaisons, entre traitements notamment (homogénéité)
- Etudier la relation entre deux variables qualitatives (indépendance)

5.1) Test de Conformité ou d'ajustement (Test du Khi deux) : Comparaison d'une répartition théorique à une répartition observée

Hypothèses considérées :
Ho : Même répartition dans l'échantillon et dans la population
H1 : Les répartitions sont différentes.

Soit n : la taille de l'échantillon
π : Proportion théorique dans la population
Eo : Effectif observé dans l'échantillon et $n\pi$: l'Effectif théorique attendu

	Modalité 1	Modalité 2	Modalité 3
Proportions théoriques dans la Population	$\pi 1$	$\pi 2$	$\pi 3$
Effectif Echantillon	Eo1	Eo2	Eo3
Effectif théorique attendu	$n^*\pi 1$	$n^*\pi 2$	$n^*\pi 3$

Condition de validité : pour chaque modalité il faut vérifier que $\pi^*n \geq 5$, c'est-à-dire que tous les effectifs théoriques attendus sont bien supérieurs ou égaux à 5. La condition de validité ne porte que sur les effectifs théoriques et non pas sur les effectifs observés.

Nombre de degrés de liberté (Ddl) : Ddl = (nombre colonnes -1) * (nombre de lignes -1)
Dans l'exemple ci-dessus, on prend en considération deux lignes (la ligne des Effectifs de l'Echantillon et la ligne des Effectifs de la Population) et trois colonnes (les trois modalités).
Dans le tableau ci – dessus, donc, le nombre de degrés de liberté est de deux : Ddl = (2-1) * (3-1) = 2
On calcule le paramètre du test du khi deux :

$$\text{Khi deux calculé} = \frac{(Eo1 - n^*\pi 1)^2}{n^*\pi 1} + \frac{(Eo2 - n^*\pi 2)^2}{n^*\pi 2} + \frac{(Eo3 - n^*\pi 3)^2}{n^*\pi 3}$$

Le paramètre du test suit, sous H_0, la loi du χ^2. A partir de la table de la distribution du χ^2 on déterminera la valeur critique théorique, à laquelle on comparera la valeur du Khi deux calculé.
Si Khi deux calculé > Khi deux seuil de la table : Rejet de Ho
Si Khi deux calculé < Khi deux seuil de la table : Non rejet de Ho

La recherche du seuil critique dans la table (voir la table à la fin du livre) s'effectue en se basant sur la valeur de α prédéfinie (par défaut 5%) qui correspond aux colonnes de la table du Khi deux, alors que le nombre de degrés de liberté (Ddl) correspond à la ligne de la table (par exemple pour alpha = 5% et Ddl = v = 1, le seuil critique est 3,84).

Extrait de la table du Khi-deux : pour v = 1 (degrés de liberté) et α = 5%, la valeur critique est 3,84.

ν \ α	0,99	0,975	0,95	0,90	0,10	0,05	0,025
1	0,0002	0,001	0,004	0,016	2,71	3,84	5,02

Exemple :

On sait qu'en France la proportion de bruns est de 50%, la proportion de châtains de 25% et la proportion de blonds de 25%. On a compté le nombre de bruns, de châtains et de blonds dans un village à la campagne. On a observé 30 blonds, 40 châtains et 30 bruns dans ce village.
L'objectif est de déterminer s'il existe une différence significative entre ce village et la France entière en matière de couleurs de cheveux. L'effectif total de l'échantillon est de 100 (n=100).

	Blonds	Châtains	Bruns
Proportions théoriques dans la Population	25%	25%	50%
Effectif Echantillon	30	40	30
Effectif théorique attendu	25	25	50

Condition de validité : Tous les effectifs théoriques sont supérieurs à 5.

Khi deux calculé = $\frac{(30-25)^2}{25} + \frac{(40-25)^2}{25} + \frac{(30-50)^2}{50} = 18$ avec Ddl = (2-1) * (3-1) = 2

Pour un α de 5% et un nombre de degrés de liberté de 2, le seuil critique dans la table du χ^2 est de 5,99.

18 > 5,99 Khi² calculé > Khi² de la table donc Rejet de Ho, on en tire la conclusion que les villageois différent significativement de la France entière en terme de couleurs de cheveux.

5.2) Test Homogénéité (Test du Khi deux) : Etude de plusieurs répartitions observées pour effectuer des comparaisons. Nous désirons savoir, par exemple, si des traitements différents ont un effet sur la répartition des effectifs.

Hypothèses considérées :

Ho : Les populations (différents médicaments testés par exemple) ont les mêmes répartitions.

H1 : Les répartitions des populations sont différentes.

Sous l'hypothèse Ho on suppose que les modalités sont indépendantes des traitements testés :

Ho : $\pi 1$ pour le traitement A = $\pi 1$ pour le traitement B = $\pi 1$ ($\pi 1$ sachant traitement A = $\pi 1$ sachant traitement B = $\pi 1$)

Avec $\pi 1$: la proportion des effectifs dont la modalité est 1 (pour un certain traitement).

A et B : deux traitements testés

La statistique du test du Khi deux permet de mesurer l'écart entre les effectifs réellement observés et les effectifs qu'on obtiendrait théoriquement si les deux variables étaient indépendantes.

Soit n : Taille totale de l'échantillon Eo : Effectifs observés

Nous ne disposons plus d'effectifs théoriques auxquels on pourrait comparer les effectifs observés. Il nous faudra donc calculer les effectifs théoriques pour chaque case du tableau :

$$\text{Effectif théorique} = \frac{(\text{Total Colonne} * \text{Total Ligne})}{n}$$

	Modalité 1	Modalité 2	Modalité 3	Total
Médicament A	EoA1	EoA2	EoA3	Total EoA
Médicament B	EoB1	EoB2	EoB3	Total EoB
Effectif Total	Total Eo1	Total Eo2	Total Eo3	n

L'hypothèse Ho consiste à affirmer que les modalités et les traitements sont indépendants :

$$\text{Sous Ho} : \pi 1 * \text{Effectif médicament A} = \frac{\text{Effectif Modalité 1}}{\text{Effectif Total}} * \text{Effectif médicament A}$$

= Effectif théorique de la case Modalité 1 et Médicament A

L'égalité Probabilité (modalité=X sachant traitement=Y) = Probabilité (Modalité =X sachant traitement = X) est toujours juste sous H_0.
Sous Ho (hypothèse d'indépendance) :
P(modalité X) * P(Traitement Y) = P(Traitement Y n modalité X)

Condition de validité : pour chaque case du tableau il faut vérifier que ((Total Colonne * Total Ligne)/n) ≥ 5, c'est-à-dire que tous les effectifs théoriques sont bien supérieurs ou égaux à 5. La condition de validité ne porte que sur les effectifs théoriques et non pas sur les effectifs observés.

Nombre de degrés de liberté : Ddl = (nombre colonnes -1) * (nombre de lignes -1)

$$\text{Khi deux} = \frac{(EoA1 - [(EoA*Eo1)/n])^2}{(EoA*Eo1)/n} + \frac{(EoA2 - [(EoA*Eo2)/n])^2}{(EoA*Eo2)/n} + \ldots + \frac{(EoB3 - [(EoB*Eo3)/n])^2}{(EoB*Eo3)/n}$$

Avec Eo = Effectif observé et n : nombre total de participants à l'étude
A partir de la table de la distribution du Khi deux on déterminera la valeur critique théorique, à laquelle on comparera la valeur du Khi deux calculé.
Si Khi deux calculé > Khi deux de la table : Rejet de Ho
Si Khi deux calculé < Khi deux de la table : Non rejet de Ho

La recherche du seuil critique dans la table du khi deux s'effectue en se basant sur la valeur de α prédéfinie (par défaut 5%) qui correspond aux colonnes de la table du Khi deux, alors que le nombre de degrés de liberté (Ddl) correspond à la ligne de la table.

Exemple :
Des patients reçoivent des traitements différents pour la même pathologie, on note le nombre de ceux qui se sentent beaucoup mieux (+++) ou sensiblement mieux (++).

Effectifs observés :

	+++	++	Total traitement
Traitement A	10	40	50
Traitement B	25	25	50
	35	65	100

Effectif théorique = $\frac{\text{(Total Effectifs Colonne * Total Effectifs Ligne)}}{n}$

Par exemple :

Pour la case Traitement A et Modalité +++ : $\frac{\text{Total traitement A * Total Modalité +++}}{100} = \frac{35 * 50}{100}$

Effectifs théoriques :

	+++	++	Total traitement
Traitement A	**35*50/100 =17,5**	65*50/100=32,5	**50**
Traitement B	35*50/100 =17,5	65*50/100=32,5	50
	35	65	**100**

Condition de validité : les effectifs théoriques sont tous supérieurs à 5.

$$\text{Khi}^2 \text{ calculé} = \frac{(10 - 17,5)^2}{17,5} + \frac{(25 - 17,5)^2}{17,5} + \frac{(40 - 32,5)^2}{32,5} + \frac{(25 - 32,5)^2}{32,5} = 9,89$$

Nombre de ddl = (2-1) * (2-1) = 1

Pour un α de 5% et un nombre de degrés de liberté de 1, le seuil critique dans la table du χ^2 est de 3,84.

9,89 > 3,84 Khi^2 calculé > Khi^2 de la table donc Rejet de Ho, on en tire la conclusion que les traitements sont significativement différents.

5.3) Equivalence entre un test de χ^2 (homogénéité) à un degré de liberté et le test de deux proportions.

Lorsqu'un tableau de contingence ne contient que deux colonnes (deux modalités) et deux lignes (deux traitements), par exemple, il est possible d'effectuer un test du Khi^2 ou un test de comparaison de deux proportions avec des résultats strictement équivalents. Si l'on effectue un test du Khi^2, le nombre de degrés de liberté est de 1 : (nombre colonnes – 1) * (nombre lignes – 1)

Pour un test de proportion, le Zseuil (valeur critique) est de 1,96 (pour un risque alpha de 5%)

Pour un test du Khi^2 à un degré de liberté, le seuil critique est de 3,84 (pour un risque alpha de 5%)

On peut noter que 3,84 = 1,96^2 et que la statistique du Khi^2 calculée = Z^2. Les deux tests conduisent donc à des conclusions équivalentes.

	Modalité 1	Modalité 2	Total traitement
Traitement A	EoA1	EoA2	Total EoA
Traitement B	EoB1	EoB2	Total EoB
	Total Eo1	Total Eo2	

Pour effectuer un test de comparaison entre deux proportions observées :

Proportion pour le traitement A : P1 = (EoA1/Total EoA)

Proportion pour le traitement B : P2 = (EoB1/Total EoB)

Il s'agit alors d'un test classique d'égalité de deux proportions (homogénéité) déjà traité précédemment dans ce manuel. Le test à deux proportions et le test du khi deux à 1 degré de liberté conduisent donc à des conclusions strictement équivalentes.

5.4) Test d'indépendance (Test du Khi deux) : Etudier la relation entre deux variables qualitatives

Un test d'indépendance permet d'analyser la relation entre deux variables discrètes ou qualitatives (par exemple la couleur des cheveux et la couleur des yeux). Il permet de tester l'hypothèse nulle selon laquelle il n'y a pas d'association entre la variable en ligne et la variable en colonne dans un tableau de contingence, alors que l'hypothèse alternative affirme une liaison ou une dépendance entre les deux variables.

Ho : Indépendance entre les deux variables (pas de liaison)
H1 : Liaison entre les deux variables

La statistique du test du Khi deux permet de mesurer l'écart entre les effectifs réellement observés et les effectifs qu'on obtiendrait théoriquement si les deux variables étaient indépendantes.
De grandes valeurs calculées pour le paramètre du test du Khi² reflètent des différences significatives entre effectifs observés et attendus.

Soit n : La taille totale de l'échantillon
Eo : Effectifs observés

Nous ne disposons plus d'effectifs théoriques auxquels on pourrait comparer directement les effectifs observés. Il nous faudra donc calculer les effectifs théoriques pour chaque case du tableau :

$$\text{Effectif théorique} = \frac{\text{(Total Effectifs Colonne * Total Effectifs Ligne)}}{n}$$

		Noir	Bleu	Vert	Total Colonne
		Couleur des yeux			
Couleur des cheveux	Brun	EoA1	EoA2	EoA3	EoA
	Châtain	EoB1	EoB2	EoB3	EoB
	blond	EoC1	EoC2	EoC3	Eoc
Total Ligne		Eo1	Eo2	Eo3	N

Condition de validité : pour chaque case du tableau il faut vérifier que ((Total Colonne * Total Ligne)/n) ≥ 5, c'est-à-dire que tous les effectifs théoriques (attendus) sont bien supérieurs ou égaux à 5. La condition de validité ne porte que sur les effectifs théoriques et non pas sur les effectifs observés.

Nombre de degrés de liberté : (nombre colonnes -1) * (nombre de lignes -1)

$$\text{Khi deux} = \frac{(EoA1 - [(EoA*Eo1)/n])^2}{(EoA*Eo1)/n} + \frac{(EoA2 - [(EoA*Eo2)/n])^2}{(EoA*Eo2)/n} + \ldots + \frac{(EoC3 - [(EoC*Eo3)/n])^2}{(EoC*Eo3)/n}$$

A partir de la table de la distribution du Khi deux (voir la table à la fin du livre) on déterminera la valeur critique théorique, à laquelle on comparera la valeur du Khi deux calculé.
Si Khi deux calculé > Khi deux de la table : Rejet de Ho
Si Khi deux calculé < Khi deux de la table : Non rejet de Ho

La recherche du seuil critique dans la table s'effectue en se basant sur la valeur de α prédéfinie (par défaut 5%) qui correspond aux colonnes de la table du Khi deux, alors que le nombre de degrés de liberté (Ddl) correspond à la ligne de la table du khi deux.

Exemple :
Nous désirons étudier la liaison entre couleur des yeux et couleur des cheveux, nous avons noté la couleur des yeux et la couleur des cheveux dans un échantillon de personnes.

Effectifs observés :

	Yeux bleus	Yeux noirs	Total traitement
Cheveux blonds	40	10	50
Cheveux bruns	15	35	50
	55	45	100

Effectifs théoriques :

	+++	++	Total traitement
Traitement A	55*50/100 =27,5	45*50/100=22,5	50
Traitement B	55*50/100 =27,5	45*50/100=22,5	50
	55	45	100

Condition de validité : les effectifs théoriques sont tous supérieurs à 5.

$$\text{Khi}^2 \text{ calculé} = \frac{(40 - 27,5)^2}{27,5} + \frac{(15 - 27,5)^2}{27,5} + \frac{(10 - 22,5)^2}{22,5} + \frac{(35 - 22,5)^2}{22,5} = 25,25$$

Nombre de ddl = (2-1) * (2-1) = 1

Pour un α de 5% et un nombre de degrés de liberté de 1, le seuil critique dans la table du χ^2 est de 3,84.
25,25 > 3,84 Khi² calculé > Khi² de la table donc Rejet de Ho, on en tire la conclusion que la couleur des cheveux et la couleur des yeux ne sont pas indépendants. Le degré de signification est inférieur à 0,001 (voir dans la table du khi deux la valeur de alpha qui correspond au Khi² calculé : 25,25).

Seuil critique pour α=5%

Khi² calculé = 25,2

Extrait de la table du Khi deux :

ν \ α	0,99	0,975	0,95	0,90	0,10	0,05	0,025	0,01	0,001
1	0,0002	0,001	0,004	0,016	2,71	3,84	5,02	6,63	10,83

5.5) Test de MacNemar pour données appariées

La procédure décrite dans le test d'homogénéité (Test du khi² pour comparer des traitements) ci-dessus est basée sur des échantillons indépendants (les personnes qui ont testé le premier traitement ne sont pas les mêmes que celles qui ont testé le second traitement). Dans le cas de données appariées, les deux traitements sont testés successivement sur les mêmes sujets (pas d'indépendance entre les échantillons) et pour des tableaux de contingence constitués de deux lignes, deux colonnes (2*2), on utilise le test de MacNemar.
Pour effectuer ce test, nous nous intéresserons uniquement aux paires discordantes, celles pour lesquelles on observe un changement de situation entre les deux traitements (succès/échec ou guéri/non guéri). L'hypothèse nulle est qu'il y a autant de paires discordantes qui indiquent une

évolution dans un sens (des succès qui se transforment en échecs) que dans un autre (des échecs qui se transforment en succès).

Si l'on considère uniquement les paires discordantes, on peut exprimer l'hypothèse nulle de la façon suivante :
Ho : la moitié des paires discordantes représentent un changement d'état dans un sens, l'autre moitié des paires discordantes, une évolution dans l'autre sens.

Dans le cadre du test de MacNemar, le nombre de degrés de liberté est de 1 :
(nombre colonnes–1)*(nombre lignes – 1), et le seuil critique dans la table du khi² est de 3,84 (pour un risque alpha de 5% et un degré de liberté).

		Traitement B	
		Succès	Echec
Traitement A	Succès	a	b
	Echec	c	d

Dans le tableau de contingence ci-dessus a, b, c, d correspondent aux effectifs observés pour chaque configuration.
c et b correspondent aux paires discordantes (on observe un changement d'état associé aux deux traitements). a et d aux paires concordantes (pas de changement d'état entre avant et après).

Calcul de la statistique du Khi² :

$$\text{Khi deux} = \frac{(b - c)^2}{(b + c)}$$

à comparer à la valeur critique de 3,84

Si la statistique du khi² est supérieure à 3,84, on rejette Ho (pour un risque alpha de 5%). Le traitement le plus efficace est celui pour lequel, en prenant en considération uniquement les paires discordantes, on observe le plus grand nombre de succès alors que le traitement alternatif menait à des échecs.

<u>Condition de validité</u> : $((b + c) / 2) \geq 5$

5.6) Correction de Yates (Nota Bene : cette méthode n'est pas prise en considération dans toutes les facultés de médecine)

Lorsque l'on étudie l'indépendance entre deux variables et que l'un des effectifs attendus sous l'hypothèse nulle Ho est inférieur à 5 (condition de validité non respectée), on peut corriger la statistique du test pour prendre en compte cette situation.
Il faut néanmoins s'assurer que toutes les fréquences attendues sont supérieures à 3.
La correction de Yates consiste à modifier la statistique du test en retranchant 0,5 à la valeur absolue de l'écart entre effectif observé et effectif attendu (au dénominateur).

$$\text{Khi}^2 = \frac{(|EoA1 - [(EoA*Eo1)/n]| \mathbf{-0{,}5})^2}{(EoA*Eo1)/n} + \frac{(|EoA2 - [(EoA*Eo2)/n]| \mathbf{-0{,}5})^2}{(EoA*Eo2)/n} + \frac{(|EoB3 - [(EoB*Eo3)/n]|| \mathbf{-0{,}5})^2}{(EoB*Eo3)/n}$$

A noter que si l'un des effectifs théoriques est inférieur à 3, on n'a pas d'autre solution que d'appliquer le test exact de Fisher.

5.7) Test exact de Fischer (Nota Bene : cette méthode n'est pas prise en considération dans toutes les facultés de médecine)

Dans l'analyse des tableaux de contingence 2*2 (2 lignes et 2 colonnes), la condition de validité est que chaque case doit avoir un effectif attendu d'au moins 5. Cette condition est nécessaire pour pouvoir effectuer le test du Khi². Lorsqu'au moins un des effectifs théoriques est inférieur à 3, la correction de Yates n'est plus applicable.
En conséquence, si dans un tableau 2*2, une ou plusieurs cases ont un effectif attendu qui est strictement inférieur à 5 (ou même inférieur à 3), il devient nécessaire de recourir au test exact de Fischer et on ne peut plus, dans ce cas, utiliser le test du Khi deux.
Avec le test exact de Fischer, on calcule la probabilité d'obtenir les résultats observés uniquement par le hasard (sous l'hypothèse d'indépendance).

La procédure à suivre est la suivante :
– Lister tous les tableaux 2*2 possibles en conservant les mêmes totaux dans les marges :
Pour cela nous pouvons faire varier la valeur d'une des cases de façon systématique (par exemple la case en haut à gauche du tableau ci-dessous qui contient 4 et qui deviendra la case de référence), de une unité à chaque fois puis modifier les valeurs des autres cases du tableau, en conséquence, pour obtenir des totaux inchangés :
Valeur dans une case = (Total de la ligne ou de la colonne) – (Valeur de la case de référence)

Exemple :

Tableau Initial :

	Mod. 1	Mod. 2	Total
A	**4**	1	5
B	3	12	15
Total	7	13	20

Tableau 1 :

	Mod. 1	Mod. 2	Total
A	**3**	5-3=**2**	5
B	7-3=**4**	15-4=**11**	15
Total	7	13	20

Tableau 2 :

	Mod. 1	Mod. 2	Total
A	**5**	5-5=**0**	5
B	7-5=**2**	15-2=**13**	15
Total	7	13	20

Tableau 3 :

	Mod. 1	Mod. 2	Total
A	**2**	5-2=**3**	5
B	7-2=**5**	15-10=**10**	15
Total	7	13	20

Tableau 4 :

	Mod. 1	Mod. 2	Total
A	**1**	4	5
B	6	9	15
Total	7	13	20

Tableau 5 :

	Mod. 1	Mod. 2	Total
A	**0**	5	5
B	7	8	15
Total	7	13	20

2- Identifier dans la liste de tous les tableaux possibles avec des totaux inchangés, ceux qui donnent des valeurs |ad – bc| supérieures ou égales à celle du tableau initial (il s'agit des tableaux plus extrêmes ou équivalents):

	Mod. 1	Mod. 2
A	a	b
B	c	d

Tableau initial : |ad – bc| = |4*12 – 1*3| = 45 Tableau 1 : |ad – bc| = |3*11 – 2*4| = 25

Tableau 2 : |ad – bc| = |5*13 – 0*2| = 65 Tableau 3 : |ad – bc| = |2*10 – 3*5| = 5
Tableau 4 : |ad – bc| = |1*9 – 4*6| = 27 Tableau 5 : |ad – bc| = |0*8 – 7*5| = 35

Seule la valeur |ad – bc| du tableau 2 (65) est supérieure à celle du tableau initial (45).

3 – Calculer la probabilité d'obtenir un tableau dont la valeur |ad – bc| est plus élevée ou équivalente à celle du tableau initial (tableaux plus extrêmes ou équivalents) par hasard et en supposant l'hypothèse d'indépendance (Ho).

$$\text{Probabilité} = \frac{(a+b)!\,(a+c)!\,(b+d)!\,(c+d)!}{a!\,b!\,c!\,d!\,(a+b+c+d)!}$$

$$\text{Probabilité Tableau initial} = \frac{(5)!\,(7)!\,(13)!\,(15)!}{4!\,1!\,3!\,12!\,(20)!} = 0{,}029$$

$$\text{Probabilité Tableau 2} = \frac{(5)!\,(7)!\,(13)!\,(15)!}{5!\,0!\,13!\,2!\,(20)!} = 0{,}001$$

Considérons maintenant la somme des probabilités associées aux tableaux plus extrêmes ou équivalents par rapport au tableau initial observé : 0,029 + 0,001 = 0,03
La probabilité d'obtenir des tableaux plus extrêmes ou équivalents au tableau initial, uniquement par le hasard et en supposant l'hypothèse d'indépendance : 0,03 est inférieure au seuil de décision de 0,05 (qui correspond à un risque alpha de 5% généralement utilisé comme valeur critique).
Puisque, sous Ho, la probabilité d'observer un tel résultat est très faible (inférieure à 0,05), on peut rejeter l'hypothèse nulle d'indépendance et conclure qu'il existe bien une liaison statistiquement significative. La probabilité observée n'est pas compatible avec Ho (puisque cette probabilité observée est inférieure à 0,05). La probabilité calculée ainsi correspond au degré de signification.

Chapitre 6 : coefficient de corrélation

Nous cherchons à quantifier un phénomène de liaison entre deux variables à l'aide de statistiques telles que la covariance ou le coefficient de corrélation. Si les deux variables sont indépendantes, il n'existe pas de lien entre elles et la covariance sera proche de 0.
Si la covariance est positive, cela signifie que les variables varient dans le même sens, c'est-à-dire, lorsque xi est grand yi l'est également le plus souvent et lorsque xi est petit yi l'est également.
Si la covariance est négative, cela signifie que les variables varient dans des sens contraires, c'est-à-dire lorsque xi est grand, yi est petit, le plus souvent et lorsque xi est petit, yi est grand. La présence d'une corrélation n'implique pas forcément une relation de causalité entre les deux variables.

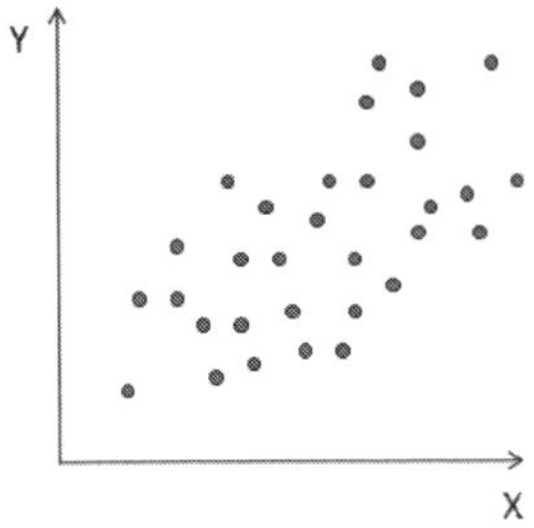

Variables liées: Covariance > 0
et 1 > coefficient de corrélation > 0
association positive

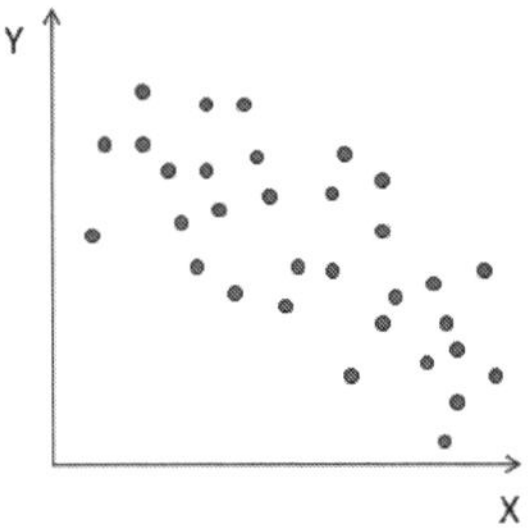

Variables liées: Covariance < 0
et -1 < coefficient de corrélation < 0
association négative

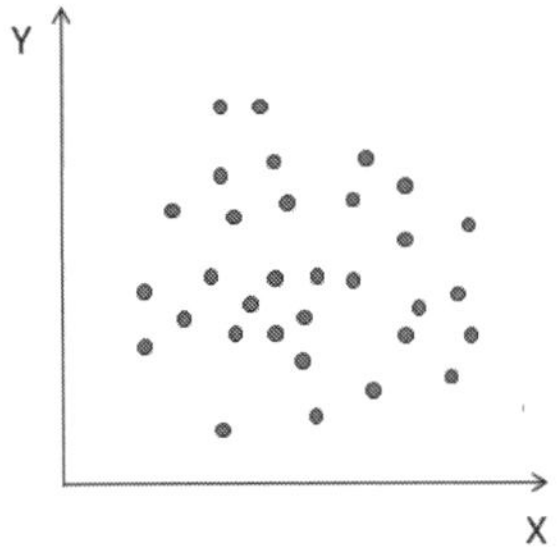

Variables indépendantes: Covariance et coefficient de corrélation proches de 0

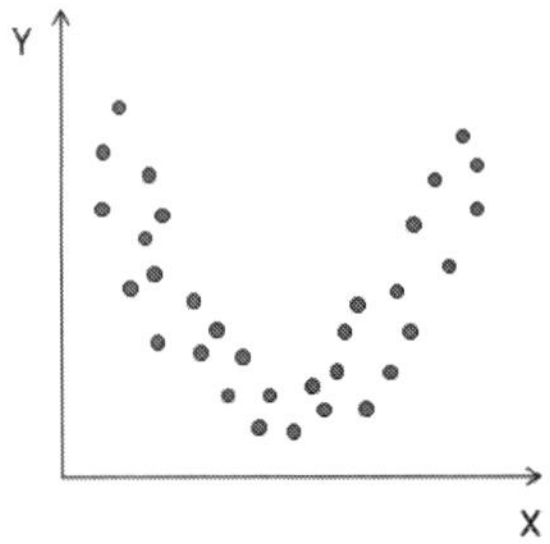

Variables liées : Covariance et coefficient de corrélation proches de 0. Les deux variables sont pourtant bien liées (non indépendantes) mais la relation est quadratique (liaison initialement négative qui devient ensuite positive). La covariance et le coefficient de corrélation ne permettent donc que d'identifier des liaisons linéaires entre deux variables.

Un coefficient de corrélation proche de 0 ne signifie pas forcément que les deux variables sont indépendantes car la relation pourrait être non-linéaire (quadratique par exemple). Par contre, si deux variables sont indépendantes, la *Covariance et le coefficient de corrélation seront nécessairement proches de 0*

Formules de la Covariance et du Coefficient de corrélation

$$Covariance = \frac{\Sigma_i\, n_i\,(x_i - m_x)(y_i - m_y)}{n-1} = \frac{\Sigma_i\, n_i\,(x_i * y_i) - n * m_y * m_x}{n-1}$$

Avec :
n: taille de l'échantillon
ni : nombre de répliques pour chaque couple
xi et yi : couples d'observations
m_x et m_y : moyennes observées des variables x et y

Coefficient de corrélation = $\dfrac{Covariance}{\sqrt{S^2_x}\sqrt{S^2_y}}$ Le coefficient de corrélation est standardisé, il ne peut être supérieur à 1 ni inférieur à -1. Alors que la covariance n'a pas de limites, ni du coté supérieur ni du coté inférieur.
Un coefficient de corrélation égal à 1 (ou -1) indique que la relation est parfaitement linéaire entre les deux variables.

Avec : S^2_x : Variance

$$S^2_x = \frac{\left[\Sigma_i\, ni*(xi^2) - \dfrac{(\Sigma_i\, xi)^2}{n}\right]}{(n-1)}$$

Exemple :
Nous disposons de deux séries de données (xi et yi). Nous désirons estimer la covariance ainsi que le coefficient de corrélation afin de pouvoir mesurer la liaison entre ces deux variables.

xi	1	3	7	8	17	20	34
Yi	2	5	9	30	60	100	105
xi * Yi	2	15	63	240	1020	2000	3570
xi^2	1	9	49	64	289	400	1156
yi^2	4	25	81	900	3600	10000	11025

Moyenne m_x = 12,85 Moyenne m_y = 44,42 Somme (xi*yi) = 6910

$$\text{Covariance} = \frac{6910 - 7*12{,}85*44{,}42}{6} = 485{,}24$$

Var x = 135,14 Var y = 1969,62

$$\text{Coefficient Corrélation} = \frac{485{,}24}{\sqrt{135{,}14} * \sqrt{1969{,}62}} = 0{,}94$$

Le coefficient de corrélation de 0,94 indique qu'il existe une liaison forte entre les variables X et Y et que X et Y varient dans le même sens (coefficient positif).

Test de Signification du Coefficient de Corrélation :

Nous désirons savoir si le coefficient de corrélation représente uniquement des fluctuations dues au hasard ou s'il existe une relation statistiquement significative entre les deux variables.

L'hypothèse nulle Ho suppose, dans ce cas, que le coefficient de corrélation est nul (en réalité) et que si ce coefficient de corrélation est légèrement différent de 0, cela ne peut être dû qu'au hasard.
L'hypothèse alternative H1 suppose, au contraire, que le coefficient de corrélation est réellement différent de 0 et que les deux variables sont liées.

Pour effectuer un test statistique, on se base sur la table de la loi de Student

Si $|T|$ > Tseuil alors on rejette Ho (dans ce cas on dit que H1 est vrai)
Si $|T|$ < Tseuil alors on ne peut pas rejeter Ho

Tseuil s'obtient par lecture dans la table de la loi de Student à n-2 degrés de liberté.

$$T = \frac{r\sqrt{(n-2)}}{\sqrt{(1-r^2)}}$$

Avec :
r : Coefficient de corrélation estimé
n : taille de l'échantillon utilisé pour le calcul

Chapitre 7 : Etudes Epidémiologiques :

7.1) Randomisation des essais et causalité :

Avant d'effectuer un test statistique, nous devons nous assurer que les échantillons sont bien comparables avant même que les traitements soient appliqués.
La façon dont la sélection des échantillons a été effectuée pourrait biaiser les résultats du test (par exemple les sujets de l'échantillon 1 pourraient être issus de régions du sud, alors que les sujets de l'échantillon 2 seraient issus des régions du nord avec des habitudes de vie différentes, ou encore, les sujets de l'échantillon 1 pourraient être issus de catégories socio-professionnelles différentes de celles de l'échantillon 2 ...).
Si à l'issue du test une différence statistiquement significative apparaît, nous ne saurons pas si cette différence significative est due à l'efficacité différente des traitements, ou si elle est due à des biais de sélection (les échantillons étaient de toute façon différents a priori sans même prendre en compte les traitements, ces différences étant liées à la provenance géographique ou aux catégories socio-professionnelles etc...).

Pour éviter ces biais de sélection, il est nécessaire de randomiser (tirer au sort ou sélectionner de façon aléatoire) l'affectation des participants à l'étude, aux différents échantillons / traitements testés. La randomisation est essentielle pour pouvoir conclure que les traitements différents sont la cause de la différence significative, et pour conclure à un lien de causalité entre les traitements et la différence d'efficacité.
Sans randomisation dans la répartition des sujets dans les deux échantillons, il devient impossible de savoir si ce sont les traitements qui sont à l'origine de cette différence ou si la différence pré-existait à l'utilisation des traitements et n'est due qu'à la nature intrinsèquement différente des échantillons.
La randomisation est donc un aspect essentiel des tests statistiques. Grâce à la randomisation, on peut conclure que le traitement est le véritable effet causal.
Dans le cadre de tests appariés, l'ordre des traitements pour chaque sujet doit être randomisé.

7.2) Etudes observationnelles et études expérimentales :

Dans une <u>étude observationnelle</u>, on observe et on mesure des caractéristiques sans essayer d'intervenir sur les sujets de l'étude.
Dans une <u>étude expérimentale</u>, on applique un certain traitement en organisant et contrôlant l'affectation des sujets aux différents traitements et on observe les effets sur les sujets. Idéalement l'affectation des sujets aux différents traitements devrait être randomisée (répartition aléatoire).

Exemple d'une étude expérimentale : au cours d'un essai clinique des expériences sont organisées avec un groupe traitement (le traitement qui est l'objet de l'étude) et avec un groupe contrôle (le traitement de référence, un placebo ou encore aucun traitement). Les études observationnelles sont considérées comme moins fiables que les études expérimentales, car les essais ne peuvent plus être randomisés.

Il existe trois types d'études observationnelles :

1) Etude transversale
2) Etude rétrospective (cas témoins)
3) Etude prospective (cohortes)

1) Etude transversale : Dans une étude transversale, les données sont mesurées à un instant donné.

2) Etude Cas Témoins : Dans une étude <u>rétrospective (ou cas témoins)</u>, les données sont collectées dans le passé (à partir d'examens médicaux passés ou à partir d'entretiens portant sur le passé des sujets). En comparant les deux groupes

- Le groupe des cas : qui correspondent aux malades,
- et le groupe des témoins : qui correspondent aux personnes qui n'ont pas été affectés par la maladie (qui sont considérés sains), mais qui vivent dans des conditions assez similaires au groupe des cas,

On remonte dans le passé pour déterminer quelles ont été les sources d'exposition auxquelles ont été soumis les sujets au cours du temps. Il s'agit, en travaillent à reculons dans le temps, de déterminer quelles conditions ou facteurs d'exposition pourraient être liés à la maladie.
Afin d'éviter que l'étude ne soit faussée, il faut s'assurer que les deux groupes sont bien comparables.

3) Etude de Cohortes : Dans une étude prospective (ou longitudinale ou de cohorte), les données portent sur l'évolution de la santé des sujets dans le futur. Les deux groupes, au début, sont les plus similaires possibles à l'exception du fait qu'un groupe sera exposé (des fumeurs par exemple) alors que le second groupe ne sera pas exposé à ce facteur (non-fumeurs par exemple). On avance dans le temps en suivant les deux groupes, le groupe de ceux qui sont soumis aux effets d'un facteur d'exposition, et celui de ceux qui ne sont pas exposés à ce facteur, en notant l'évolution des sujets (apparition de la maladie ou non).

7.3) Etudes thérapeutiques randomisées: biais potentiels

Placebo : Dans une étude, l'effet placebo apparaît lorsqu'un sujet montre une amélioration des symptômes sans qu'aucun traitement réellement efficace n'ait été appliqué. Il s'agit d'un effet psychologique, dû au fait que le sujet peut se sentir pris en charge, rassuré sur l'évolution de son état, grâce à son inclusion dans l'étude. L'amélioration ressentie par le sujet peut être tout simplement imaginée ou au contraire être réelle.

Pour minimiser l'effet placebo, la procédure du traitement est simulée même pour ceux qui ne reçoivent pas le traitement véritable (qui fait l'objet de l'étude). Le placebo a donc toute l'apparence du vrai traitement (même couleur des comprimés, s'il s'agit de comprimés, mais sans aucun principe actif), de façon à ce que le sujet ne puisse pas différencier le placebo du vrai traitement.

Simple aveugle : Les sujets ne savent pas s'ils reçoivent un traitement ou un placebo (à l'insu du sujet).

Double aveugle : les sujets ne savent pas s'ils reçoivent un traitement ou un placebo et les médecins qui mettent en œuvre l'étude et évaluent les résultats ne le savent pas eux-mêmes (affectation à l'insu du sujet et du médecin).

La randomisation est un aspect absolument essentiel des tests statistiques alors que le fait de traiter en simple ou double aveugle est simplement préférable.

Le principe de l'intention de traiter : Le principe de l'intention de traiter a pour objectif de conserver les avantages liés à la randomisation. Le sujet est pris en compte dans l'étude « tel qu'on avait l'intention de le traiter », c'est à dire, dans le groupe dans lequel il avait été affecté suite à la randomisation. Un patient affecté au groupe traitement pourrait, par erreur, recevoir le placebo au cours de l'étude, même dans ce cas, il sera analysé dans le groupe traitement. Peu importe qu'il ait réellement absorbé le traitement ou le placebo, selon ce qui avait été prévu.

3ème série d'exercices : (les corrections se trouvent à la fin du livre)

Question 1 : On considère 200 malades. Après avoir analysé le type de maladie et interrogé ces malades sur leur niveau de douleur ressentie, on obtient le tableau d'effectifs suivant :

	X	Y	Z	Total
Présence de douleurs	20	20	60	100
Absence de douleurs	30	30	40	100
Total	50	50	100	200

On réalise un test d'hypothèses :

A. L'hypothèse nulle peut s'exprimer ainsi : la forme de la maladie et la douleur sont liées

B. L'hypothèse nulle peut s'exprimer ainsi : la forme de la maladie et la douleur sont indépendantes

C. L'égalité Pr (forme de la maladie=X et douleur=présente) = Pr (forme de la maladie =X) * Pr(douleur=présente) est toujours juste sous H0

D. Le paramètre du test suit, sous H0, un Khi2 à 2 degrés de liberté

E. Les conditions de validité sont respectées car tous les effectifs affichés dans le tableau sont supérieurs à 5.

Question 2 : Suite de la question précédente. On réalise le test :

A. Le paramètre calculé vaut environ 4,2

B. Le test ne permet pas de démontrer la liaison entre les variables étudiées

C. Le degré de signification est compris entre 0,05 et 0,01

D. Le degré de signification est inférieur à 0,01

E. Dans ce cas on ne doit pas calculer de degré de signification.

Question 3 : Pour un test de comparaison de 2 moyennes, rejeter l'hypothèse nulle H0 au risque 5% avec un degré de signification inférieur à 1% signifie :

A.Risquer de conclure à tort à l'hypothèse alternative H1 dans 1% des cas

B. Le risque de rejeter à tort H0 est inférieur à 1%

C.La probabilité d'accepter l'hypothèse nulle H0 est de 5%

D.La différence observée avait moins de 1% de chances d'être observée sous H0

E. J'accepte l'hypothèse alternative H1 avec une puissance de 99%

Question 4 : On a effectué une étude clinique visant à comparer deux médicaments, dans ce cadre on a utilisé un test statistique défini de façon à assurer une puissance de 80 % avec un risque alpha de 5%

A.Cela veut dire qu'il y a 8 chances sur 10 pour qu'un des médicaments soit plus efficace que l'autre

B. Cela veut dire que si les médicaments sont équivalents, il y a 8 chances sur 10 pour qu'on le voie

C.Cela veut dire que l'on pourra déceler une différence de 80 % entre les deux médicaments

D. Pour faire le calcul il suffit de connaître les moyennes des deux médicaments, observées suite à l'étude,

E. Pour faire le calcul on a dû définir une valeur pour l'hypothèse alternative H1

Question 5 : Lors de l'élaboration d'un essai thérapeutique on calcule un nombre de sujets à inclure en fonction de plusieurs paramètres dont le risque beta. Quelle est la signification de ce risque ?

A-La probabilité de ne pas pouvoir conclure

B-La probabilité de conclure à tort que H1 est vraie

C-La probabilité de conclure avec raison que H1 est vraie

D-La probabilité de conclure à tort que H0 est vraie

E-Le complémentaire de la puissance (à pouvoir détecter une différence si elle existe)

Question 6 : Le taux de pannes prévu par le fournisseur de certains équipements médicaux est de 3%. Sur un lot de 100 équipements fournis 10 sont tombés en panne. Cette situation est elle conforme à ce que le fournisseur prétendait ?

A. Le paramètre calculé vaut 4,1 on rejette H0

B. Le paramètre calculé vaut 2,8 on rejette H0

C. Le paramètre calculé est de - 4,1 le degré de signification est inférieur à 0,001

D. Les conditions d'application du test sont remplies car p*n = 10 et (1-p)*n=90

E. Les conditions d'application du test ne sont pas remplies car π*n = 3 et (1-π)*n=97

Question 7 : Une étude effectuée en Ile de France a pour objectif de comparer l'indice de masse corporelle de sujets adultes de plus de 30 ans, tirés au sort, dans deux départements : le département de Paris (n=36) et celui des Hauts de Seine (n=36). Les données sont les suivantes Paris : moyenne=50 Variance =25

Hauts-de-Seine : moyenne=53 Variance = 36

A-Les indices de masse corporelle sont les mêmes car z = -1,21

B-Les indices de masse corporelle ne diffèrent pas au risque de 5% dans les deux départements car z = -1,21

C-Les indices de masse corporelle sont plus élevés dans les Hauts de Seine qu'à Paris car z = -2,30

D-L'hypothèse nulle H0 est que μParis – μHautsDeSeine = 0

E-Les conditions d'application du test ne sont pas remplies

Question 8 : Même contexte que dans la question précédente. Le responsable de l'étude désire maintenant déterminer la puissance du test statistique qu'il a utilisé dans la question 7. La valeur de H1 correspond à l'écart réduit calculé dans la question 7:

A- La puissance du test est inférieure à 10%

B-La puissance du test est comprise entre 12% et 30%

C-La puissance du test est comprise entre 30% et 45%

D- La puissance du test est comprise entre 45% et 50%

E-La puissance du test est supérieure à 50%

Question 9 : Même contexte que dans la question précédente. Le responsable de cette étude souhaite pouvoir détecter une différence de 2 (delta = 2) entre les moyennes de deux départements d'Ile de France, (on suppose que l'écart-type est de 5 dans les Hauts-de-Seine et de 5 aussi à Paris) avec un risque alpha de 5% et un risque beta de 5%. Combien de sujets doit il inclure dans son étude (une seule réponse bonne) :

A-De 0 à 50 sujets pour chacun des deux groupes

B-De 50 à 100 sujets au total pour les deux échantillons

C-De 110 à 250 sujets au total pour les deux échantillons

D-De 251 à 600 sujets au total pour les deux échantillons

E-Plus de 600 sujets au total pour les deux échantillons

Question 10 : Chez 64 patients on a dosé l'albuminurie avant et après l'administration du médicament. Pour savoir si on constate une variation de l'albuminurie après administration du médicament, on effectue un test d'hypothèses.

Les données recueillies sont les suivantes :

Moyenne observée avant administration : 85 mg/l

Ecart-type observé avant administration : 5 mg/l

Moyenne observée après administration : 84 mg/l

Ecart-type observé après administration : 6 mg/l

Moyenne observée des différences avant-après : 1 mg/l
Ecart-type observé des différences avant-après : 3 mg/l

A. Le paramètre du test est compris entre 0,35 et 0,45
B. La valeur de la Covariance entre les données avant administration et les données après administration est de 30
C. Le paramètre du test est compris entre 2,45 et 2,9
D. Le degré de signification du test doit être donné par $0,01<p<0,05$
E. Le degré de signification du test doit être donné par $p<0,01$

Question 11 : Même contexte que dans la question précédente. On s'attend à ce que, généralement, dans la population française le taux d'albuminurie soit de 86,5 mg/l en moyenne. On désire évaluer si la valeur de la moyenne observée pour l'échantillon initial (avant administration) c'est à dire 85mg/l (avec un écart-type de 5 mg/l et n=64) est compatible avec cette hypothèse.

A. On n'a pas montré de différence statistiquement significative
B. On rejette l'hypothèse nulle au risque 5 %
C. Le taux d'albuminurie attendu pour la population est supérieur au taux d'albuminurie moyen observé dans l'échantillon
D. Il ne faut pas calculer de degré de signification
E. Le degré de signification est inférieur à 0,02
F. Le degré de signification est inférieur à 10^{-3} (mais supérieur à 10^{-5})

Question 12 : Mn désigne la moyenne arithmétique observée à partir d'un échantillon de valeurs. On note X la variable aléatoire d'intérêt, E(X) son espérance et var(X) sa variance.

A. Le théorème central limite ne s'applique pas si X est une variable de Bernoulli
B. Le théorème central limite concerne toutes les variables aléatoires quantitatives
C. Le théorème central limite exprime que sous certaines conditions Mn a (à peu près) une distribution normale de moyenne E(X), de variance var(X)/n
D. Le théorème central limite exprime que sous certaines conditions Mn a (à peu près) une distribution normale centré réduite
E. Le théorème central limite exprime que sous certaines conditions toutes les variables (Mn - E(X)) / √(var(X)/n) ont (à peu près) la même distribution.

Chapitre 8 : Mesure d'association en épidémiologie: Odds Ratio et Risque Relatif

Le Risque Relatif : Pour calculer le risque relatif on compare la probabilité d'avoir une maladie sachant qu'une personne est exposée à un facteur (le tabac par exemple) par rapport à la probabilité que cette personne ait cette même maladie sachant qu'elle n'est pas exposée (non fumeur). Plus le Risque Relatif est élevé, plus le facteur d'exposition accroît le risque de maladie.

$$\text{Risque Relatif} = \frac{P(M+/E+)}{P(M+/E-)}$$

Avec :

M+ : malade M- : non malade P(M+) : probabilité d'être malade

E+ : Exposé E- : Non Exposé

$$\text{Par exemple : Risque Relatif} = \frac{P(\text{Cancer}/\text{Fumeur})}{P(\text{Cancer}/\text{Non Fumeur})}$$

Si le risque relatif (RR) est égal à 1 : On en conclut que le facteur d'exposition n'a pas d'influence sur la maladie (indépendance).

Si RR > 1 : le facteur d'exposition est un facteur de risque (il augmente la probabilité de la maladie)

Si RR < 1 : le facteur d'exposition est un facteur protecteur (il réduit la probabilité de la maladie)

Le tableau de contingence ci-dessous représente des effectifs (A, B, C et D) de sujets suivis en fonction du facteur d'exposition ou du fait d'être malade ou non malade :

	M +	M -
E +	A	B
E -	C	D

$$\text{Risque relatif (RR)} = \frac{A/(A+B)}{C/(C+D)}$$

Odds Ratio (qui peut être traduit par « rapport des cotes » en français) : Seul l'Odds ratio peut être utilisé avec les études cas-témoin (le risque relatif ne peut donc pas être calculé dans des études cas-témoins). En effet, dans ces études, les nombres de cas et de témoins sont fixés par l'investigateur sans que l'on connaisse l'effectif de la population dont-ils sont issus. La formule de l'Odds Ratio (Rapport des Cotes en français) est un peu plus complexe que celle du Risque relatif.

$$\text{L' Odds Ratio : } \frac{(P(M+/E+) / (1 - P(M+/E+))}{(P(M+/E-) / (1 - P(M+/E-))}$$

Si on se réfère au tableau ci-dessus :

$$\text{Odds Ratio (OR)} = \frac{A/(B)}{C/(D)}$$

Si OR = 1 : Pas d'influence du facteur d'exposition sur la maladie

Si OR > 1 : le facteur d'exposition est un facteur de risque (il augmente la probabilité de la maladie)

Si OR < 1 : le facteur d'exposition est un facteur protecteur (il réduit la probabilité de la maladie)

L'Odds Ratio et le Risque Relatif sont liés : plus l'OR est élevé plus le RR est élevé (et inversement plus l'OR est faible plus le RR est faible). Si l'OR est égale à 1 alors le RR est aussi égale à 1.

Le Risque Absolu :
P(M+/E+) – P(M+/E-) = Risque Absolu
Le risque absolu représente la diminution de la proportion de malades, que l'on obtiendrait si le facteur d'exposition était complètement éliminé.

L'incidence d'une maladie :
Nombre de nouveaux cas apparus pendant une année au sein d'une population (par exemple, le nombre d'individus ayant contracté une maladie pour 1000 personnes exposées au risque de cette maladie, pour une année). Il faut la distinguer de la prévalence qui représente la proportion de personnes déjà malades à un moment donné.

Exemple :
Supposons qu'un échantillon de 1000 sujets ait été vacciné alors qu'un placebo a été distribué à un autre échantillon de 1000. Au bout de trois ans, la maladie est diagnostiquée chez une personne vaccinée et quatre personnes auxquelles a été prescrit le placebo.

Le Risque Relatif = $\frac{1/1000}{4/1000} = \frac{P(\text{Maladie/Vaccin})}{P(\text{Maladie/pas Vaccin})} = 0{,}25$ (Le vaccin peut être considéré comme un facteur protecteur)

Risque Absolu = 4/1000 – 1/1000 = P(Maladie/Pas Vaccin) - P(Maladie/Vaccin) = 3/1000
3 personnes sur 1000 pourraient être sauvées si le vaccin était appliqué à toute la population.

Odds Ratio = $\frac{1/999}{4/999} = 0{,}25$ (L'Odds Ratio est très proche du Risque Relatif lorsqu'une maladie est rare, de nouveau, le vaccin peut être considéré comme un facteur protecteur)

L'hypothèse nulle H0 affirme que RR = 1 ou que OR = 1 : Si l'Intervalle de Confiance à 95% contient H0, on considère que la différence observée n'est pas significative (la différence pourrait être due uniquement au hasard)

Calcul de l'intervalle de confiance (IC) de l'OR :
Var (Ln(OR)) = 1/A + 1/B + 1/C + 1/D
Intervalle de confiance à 95% = $[\ e^{(\text{LnOR} - 1{,}96 * \sqrt{(1/A + 1/B + 1/C + 1/D)})}\ ;\ e^{(\text{LnOR} + 1{,}96 * \sqrt{(1/A + 1/B + 1/C + 1/D)})}\ ]$
L'IC95% de l'OR est l'intervalle dans lequel on est sûr à 95% que se situe la vraie valeur de l'OR :

- si l'IC95% ne contient pas contient la valeur 1, le lien entre le facteur et la maladie est statistiquement significatif (facteur de risque ou protecteur)
- si l'IC95% contient la valeur 1, on considère que le facteur n'est pas statistiquement lié à la maladie.

Exemples de valeurs d'Odds Ratios: relation Facteur d'exposition / Maladie
- Si OR = 2,9 avec un intervalle de confiance à 95% (IC95%) : [2,7 – 3,8]
Le Facteur d'Exposition est un facteur significatif de risque de maladie (1 n'appartient pas à l'intervalle de confiance). Le fait d'être exposé multiplie par 2,9 le risque de maladie.
- Si OR = 1,6 avec un IC95% : [0,6 – 1,5]
Il n'est pas mis en évidence de lien entre le facteur et la maladie puisque 1 appartient bien à l'intervalle de confiance (indépendance)
- Si OR = 0,4 avec un IC95% : [0,2 – 0,8]
Le Facteur d'Exposition est un facteur protecteur de la maladie (1 n'appartient pas à l'intervalle de confiance). Il diminue significativement le risque de maladie.

Chapitre 9 : Analyse des durées de Survie

En médecine, on s'intéresse souvent à des durées, par exemple, la durée de survie d'un sujet contaminé par le V.I.H ou encore la durée sans symptôme de patients atteints de cancer.
Considérons la probabilité de survie d'un patient, le résultat ne peut être que binaire, le sujet est vivant ou il est décédé : P(Vivant) = 1 - P(Mort)

Définitions :

- Date d'origine : date de diagnostic de la maladie, de commencement de la surveillance du patient, de début du traitement etc... La date d'origine peut être différente pour chaque malade.
- Date de point : date de fin de l'étude
- Date des dernières nouvelles : date la plus récente à laquelle on a pu avoir des informations relatives à l'état de santé du sujet (vivant/mort, symptômes/pas de symptômes...)
- Recul : délai entre date d'origine et date de point, les sujets qui ont un recul identique ont la même date d'origine.
- Temps de participation : délai qui correspond à toute la durée de la surveillance d'un sujet

Si la date du décès précède la date de point : Temps Participation = Date de Décès – Date d'Origine
Si le décès intervient après la date de point : Temps Participation = Date de Point – Date d'Origine
Pour les Sujet décédés : Temps de Participation égal à la durée de survie
Pour un Sujet vivant à la date de Point : Temps de Participation inférieur à la durée de survie

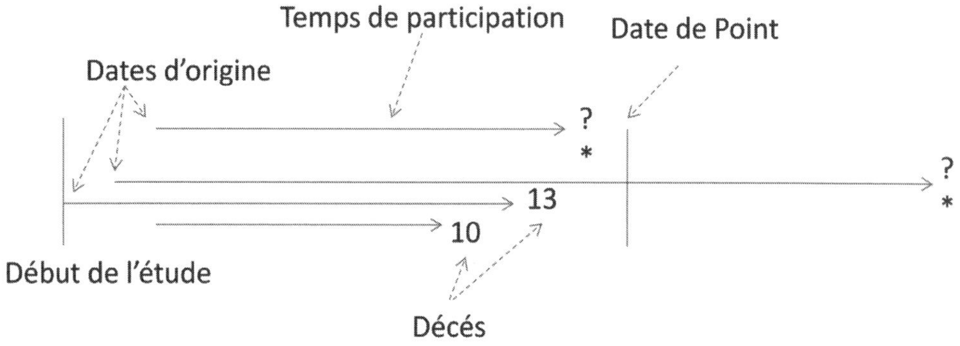

9.1) Données censurées : Notion de troncature

Dans certains cas (manque de temps, événement imprévu ...) le temps de survie exact n'est pas connu, on parle alors de valeur tronquée ou censurée. Si le patient est toujours vivant à la fin de l'étude (à la date de point), on dit qu'il s'agit d'un « exclu-vivant ». Si le patient a quitté l'étude (événement imprévu, déménagement, décès pour une autre raison que la maladie étudiée..) avant qu'on ait pu observer l'évènement d'intérêt, on considère qu'il est « perdu de vue ».
Si on se contentait d'éliminer les observations censurées, on perdrait beaucoup d'informations. Ces données censurées nécessitent un traitement particulier.

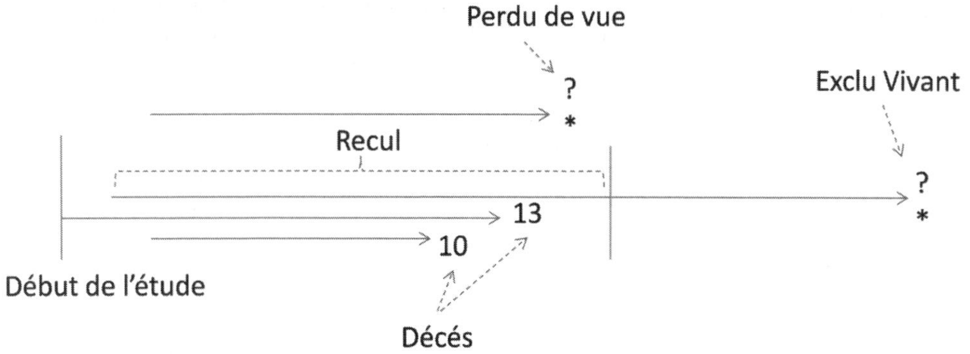

9.2) Fonction de survie et méthode de Kaplan-Meier

La Fonction de survie S(t) représente la probabilité de survivre jusqu'à la date t : $S(t) = P(T > t)$
Avec : T : durée de survie effective t : seuil/date fixé

Si S(3) représente la probabilité de survie à 3 ans et S(3/2), la probabilité conditionnelle de vivre 3 ans sachant qu'un sujet a déjà survécu 2 ans : S(3) = S(3/2) x S(2)
et S(n) = S(1) x S(2/1) x S(3/2) x S(4/3) x .... S(n/n-1)

La fonction de survie repose donc sur les probabilités conditionnelles :
P(vivre 2 ans) = P(avoir vécu 1 an **et** vivre la 2ème année) = P(avoir vécu 1 an $\cap$ vivre la 2ème année)
= P(vivre 1 et 2 ans) = P(vivre 1 an) x P(vivre 2 ans/ vivre 1 an)

Calcul de la fonction de survie à l'aide de la méthode de Kaplan-Meier
Le calcul de la fonction de survie est effectué à chaque survenue d'évènement (décès ou valeur censurée), il tient compte du moment de survenue des évènements : $S(i/i-1) = 1 - \left(\frac{di}{Ni - Ci}\right)$

Avec : Ni = Nombre de Sujets à Risque au début de la période
di = Nombre de Décès au cours de la période
Ci = Censurés au cours de la période (« perdus de vue »)

Année	Nombre de Sujets à Risque	Nombre de Décès	Censurés	Probabilité conditionnelle de survie S(i/i-1)	Fonction de Survie S(i)
I	N_i	di	ci	$S(i/i-1) = 1 - \left(\frac{di}{Ni - Ci}\right)$	$S(i) = S(i/i-1)*S(i-1)$
i+1	$N_{i+1} = Ni-ci-di$	d_{i+1}	c_{i+1}	$S(i+1/i) = 1 - \left(\frac{di+1}{N_{i+1} - C_{i+1}}\right)$	$S(i+1) = S(i+1/i)*S(i)$

Exemple :

Année	Nombre de Sujets à Risque	Nombre de Décès	Censurés	Probabilité conditionnelle de survie	Fonction de Survie
1	20	5	2	$1 - \left(\frac{5}{20 - 2}\right) = 0{,}72$	0,72 * 1
2	13	0	2	$1 - \left(\frac{0}{13 - 2}\right) = 1$	1*0,72
3	11	7	0	$1 - \left(\frac{7}{11 - 0}\right) = 0{,}36$	0,72*0,36

Courbes de survie de Kaplan-Meier : Il s'agit d'un graphique en marche d'escalier de hauteurs inégales, qui représente la fonction de survie (probabilité de survie). La survenue d'un ou plusieurs décès à un même moment représente la hauteur d'une marche.

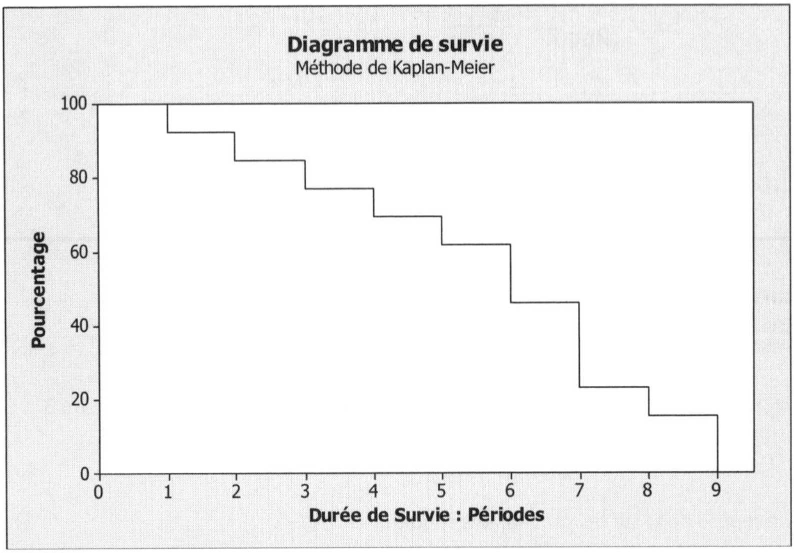

9.3) Comparaison de deux courbes de survie – Test du Log Rank

Pour comparer l'efficacité de deux traitements en termes de durée de vie, on utilise le test du Log-Rank, qui est dérivé du test du Chi². L'intérêt du test du Log Rank est qu'il permet de prendre en compte les « perdus de vue » qui ont été censurés. Si les traitements ont un effet identique alors les deux courbes de survie seront aussi identiques et les risques de décès à un moment donné seront les mêmes dans les deux groupes (même fréquence de décès, au même moment).

Soit SA et SB les fonctions de survie dans deux groupes A et B : on désire comparer l'évolution de ces deux groupes de sujets. On désire tester : H0 : SA = SB
H1 : SA ≠SB

Etapes pour effectuer le test du Log Rank :

- Pour chaque période, on calcule le nombre total de décès observé : Dtotal = Da + Db
  Avec : Da et Db : Nombre de décès dans le groupe a et dans le groupe b respectivement

- Pour chaque période, on estime le nombre de décès attendus par groupe, en pondérant le nombre total de décédés par le rapport entre nombre de personnes à risque dans chacun des groupes et nombre total de personnes à risque. On affecte le nombre de décès théorique à chaque groupe, suivant le nombre de personnes à risque dans chaque groupe par rapport au nombre total de personnes à risque.

$$\text{Décès attendus pour le groupe a} = \text{Dtotal} * \frac{\text{Na}}{\text{Na+Nb}}$$

$$\text{Décès attendus pour le groupe b} = \text{Dtotal} * \frac{\text{Nb}}{\text{Na+Nb}}$$

Avec :
Dtotal : Nombre total de décès observé par période

Na et Nb : Nombre de personnes à risque dans le groupe a et dans le groupe b respectivement

- Nombre de personnes à risque pour la période suivante : $N_{i+1} = Ni - Ci - Di$
  Avec :
  Ci : Censurés au cours de la période
  Ni :Personnes à risque au début de la période
  Di :Décès au cours de la période

Affectation du nombre total de décès observés sur la période aux différents groupes (en fonction du poids de chacun des groupes en termes de nombres de personnes à risque) :

Période	**Na**	**Da**	**Ca**	**Nb**	**Db**	**Cb**	**Dtotal**	**Décès attendus A**	**Décès attendus B**
							Da + Db	$Dtotal * \frac{Na}{Na+Nb}$	$Dtotal * \frac{Nb}{Na+Nb}$

Exemple :

Période	Na	Da	Ca	Nb	Db	Cb	Dtotal	Décès attendus A	Décès attendus B
1	30	5	2	25	10	1	10+5	$\frac{15*30}{55}$	$\frac{15*25}{55}$
2	23	10	1	14	4	0	10+4	$\frac{14*23}{37}$	$\frac{14*14}{37}$
3	12	2	2	10	0	0	2+0	$\frac{2*12}{22}$	$\frac{2*10}{22}$

On utilise enfin la statistique du Khi 2 pour comparer les deux groupes :

$$Khi\ 2 = \frac{(Ea - \Sigma Da)^2}{Ea} + \frac{(Eb - \Sigma Db)^2}{Eb}$$

Avec:
Ea : Somme des décès attendus pour le groupe a pour toutes les périodes étudiées
Eb : Somme des décès attendus pour le groupe b pour toutes les périodes
ΣDa : Somme des effectifs observés Da pour toutes les périodes
ΣDb : Somme des effectifs observés Db pour toutes les périodes

Il s'agit d'un test du Khi 2 avec un degré de liberté, le seuil de décision est donc de 3,84.
-Si Khi 2 calculé > 3,84 : Rejet de Ho
-Si Khi 2 calculé < 3,84 : Non rejet de Ho

Dans l'exemple du tableau ci – dessus :

$$Ea = \frac{15*30}{55} + \frac{14*23}{37} + \frac{2*12}{22} = 17,97$$

$$Eb = \frac{15*25}{55} + \frac{14*14}{37} + \frac{2*10}{22} = 13$$

$\Sigma Da = 5 + 10 + 2 = 17$ $\Sigma Db = 10 + 4 + 0 = 14$

$$Khi\ 2 = \frac{(17,97 - 17)^2}{17,97} + \frac{(13 - 14)^2}{13} = 0,13 \text{ avec 1 degré de liberté}$$

Conclusion : dans ce cas Khi 2 calculé < 3,84 donc Non rejet de Ho. On considère que les deux traitements ne sont pas différents en termes de durée de vie des patients.

4ème série d'exercices : (les corrections se trouvent à la fin du livre)

Question 1 : Chez les enfants atteints d'une certaine maladie, le risque d'être affecté par la forme la plus grave de cette maladie a été estimé à 20 %. Ce risque est augmenté à 25 % chez les enfants dont un taux X mesuré est inférieur à 10, taux qui est observé chez 50 % des enfants malades. Quelle est la sensibilité du signe taux X < 10 pour le diagnostic de la forme la plus grave de la maladie ?

A. 0,25
B. 0,625
C. 0,77
D. 0,85
E. 0,92

Question 2 : Même contexte que dans la question 1 - Quelle est la probabilité pour un enfant malade d'être affecté par la forme la plus grave de cette maladie s'il a un taux X > 10 ?

A. 0,25
B. 0,70
C. 0,15
D. 0,65
E. 0,33

Question 3 : Même contexte que dans les questions 1 et 2 - Quelle est la probabilité qu'un enfant malade ait un taux X > 10 parmi les enfants qui ne sont pas affectés par la forme la plus grave de cette maladie ?

A. 0,59
B. 0,21
C. 0,53
D. 0,65
E. 0,57

Question 4 : Même contexte que dans les questions 1 et 2 - On a observé que ce taux X est distribué selon une loi Normale ($\mu = 5, \sigma^2 = 25$) chez les enfants affectés par la forme grave de la maladie et selon une loi Normale ($\mu = 15, \sigma^2 = 16$) chez les enfants qui ne sont pas affectés par la forme la plus grave. Quelle valeur seuil S du taux X faut-il choisir pour avoir une sensibilité du signe taux X < S pour le diagnostic de la forme grave au moins égal à 90% ?

A. 12,9
B. 10
C. 11,4
D. 8,9
E. on manque de données pour faire le calcul

Question 5 : Même contexte que dans la question 4 - Si on choisit un seuil de 10, quel est le nombre le plus probable d'enfants, parmi un échantillon de 200 enfants malades (100 cas graves et 100 cas non graves), pour lequel il y aura une erreur de diagnostic, dans un sens ou dans l'autre ?

A. 9,4
B. 26,5
C. 35,7
D. 15,4
E. on manque de données pour faire le calcul

Question 6 : Même contexte que dans les questions 1 et 2 - Sur une série de 100 enfants malades, quelle est la loi de distribution du nombre d'enfants affectés par la forme la plus grave de cette maladie, sous l'hypothèse d'indépendance de l'apparition de la forme la plus grave, d'un malade à un autre (une ou plusieurs bonnes réponses) ?

A. Loi exacte **:** loi binomiale de paramètres (100, 0,2)
B. Loi approchée : loi de Poisson de paramètre (20)
C. Loi approchée : loi de Poisson de paramètre (12)
D. Loi approchée : loi normale de paramètres (μ=20, σ^2=16)
E. Loi exacte : loi binomiale de paramètres (120, 0,2)

Question 7 : Même contexte que dans la question précédente - Sous cette hypothèse de distribution, quelle est la probabilité d'observer plus de 12 cas graves dans cette série de malades ?

A. 0,12
B. 0,977
C. 0,023
D. 0,798
E. 0,05

Question 8 : On observe 9 cas graves dans cette série de 100 malades. Que concluez-vous ? (une ou plusieurs bonnes réponses)

A. L'hypothèse H0 est définie par $\pi = 0,2$
B. cette observation n'est pas incompatible avec l'hypothèse H0 au risque 5%
C. sous l'hypothèse H0, cette observation avait moins de 10^{-9} chances d'être observée
D. l'intervalle de pari au risque 5% du nombre de cas graves observés dans l'échantillon est de [7,5 ; 32,5] (à + ou – 1,5 près)
E. on peut conclure à une différence statistiquement significative mais pas à une relation de causalité

Question 9 : Même contexte que dans la question 8 - Quel intervalle de confiance de la proportion théorique de cas graves peut-on raisonnablement calculer, au risque 5 % ?

A. Entre 2,5 et 15,5 %
B. Entre 4 et 16 %
C. Entre 8,0 et 12 %
D. Entre 3 et 15 %
E. la vérification aux bornes ne permet pas d'accepter le calcul

Question 10 : L'intervalle de confiance d'une moyenne (une ou plusieurs bonnes réponses) :

A. Est d'autant plus étroit que la variance est faible dans l'échantillon
B. Est d'autant plus étroit que le nombre de sujets est faible
C. Est indépendant du nombre de sujets
D. Ne peut systématiquement pas être calculé quand le nombre de sujets est inférieur à 30

E. Est d'autant plus étroit que le risque consenti d'erreur est grand

Question 11 : Un laboratoire pharmaceutique expérimentant un nouveau médicament M souhaite savoir si les résultats du traitement par ce médicament sont liés à l'âge du patient. Les sujets inclus dans un essai thérapeutique évaluant le médicament M ont été répartis en quatre classes d'âge. On a noté pour chaque groupe le nombre de succès du traitement. On a obtenu les résultats suivants :

Age (années)	Effectifs du groupe	Nombre de succès
< 30	200	150
de 30 à 39	110	75
de 40 à 49	150	80
≥ 50	80	45

Quel test statistique permet de répondre à cette question ?

A. un test z de l'écart réduit
B. un test du Khi deux à 4 degrés de liberté
C. un test du Khi deux à 3 degrés de liberté
D. H0 est définie par : la probabilité de succès ne diffère pas selon l'âge
E. H1est définie par : la probabilité de succès est indépendante de l'âge

Question 12 : On calcule le paramètre du test adapté et on trouve une valeur de 20,88. Rappeler les conditions d'application du test adapté :

A. tous les effectifs observés doivent être supérieur ou égaux à 5
B. tous les effectifs calculés doivent être supérieurs ou égaux à 5
C. la taille de l'échantillon doit être supérieure ou égale à 30
D. On doit absolument rejeter H0 au risque 5%
E. Il existe une liaison significative entre âge et probabilité de succès

Question 13 : Un chercheur s'est engagé dans la comparaison de deux traitements : des patients reçoivent le traitement A, dont il constitue un échantillon de 7 patients, des patients reçoivent un traitement B, dont il constitue un échantillon de 8 patients. On lui a recommandé d'utiliser un test de Wilcoxon bilatéral. La plus petite somme des rangs (échantillon du traitement A) est de 15.

A. Compte tenu de la valeur obtenue, il peut conclure que les traitements diffèrent dans les deux populations
B. Compte tenu de la valeur obtenue, il peut conclure qu'il y a plutôt des valeurs plus élevées pour le traitement B.
C. Compte tenu de la valeur observée il ne peut pas conclure à un rejet de Ho
D. Le degré de signification du test est inférieur à 0,05
E. Le degré de signification du test est inférieur à 0,01

<u>EXERCICES SUPPLEMENTAIRES</u> :

Exercice 1 :
Nous nous intéressons spécifiquement aux malades du cancer du poumon en France, et notre étude porte sur cette population :

1- Dans cette étude, la population est représentée par les femmes malades du cancer en France.
2- Dans cette étude, la population est représentée par les malades du cancer en France
3- Les malades du cancer dans un certain service hospitalier en France représentent un échantillon de la population

4- Les malades du cancer du poumon dans un certain service hospitalier en France représentent un échantillon de la population
5- Les malades du cancer du poumon dans une certaine région en France représentent un échantillon représentatif de la population.

Exercice 2 :
En France, le poids des nouveaux nés suit une loi normale de moyenne 3,2 kg avec un écart-type de 0,6 kg. Dans un hôpital on a mesuré le poids de 36 nouveaux nés.

1- La probabilité qu'un nouveau né ait un poids inférieur à 3kg est de 2,5%
2- La probabilité qu'un nouveau né ait un poids inférieur à 3kg est de 27%
3- La probabilité que la moyenne des 36 nouveaux nés soit inférieure à 3kg est de 2,3%
4- La probabilité que la moyenne des 36 nouveaux nés soit inférieure à 3kg est de 27%
5- La probabilité que la moyenne des 36 nouveaux nés soit inférieure à 3kg est de 17%

Exercice 3 :
Nous nous intéressons au poids des étudiants de médecine. Nous savons que dans une certaine faculté le poids moyen de ces étudiants est de 55kg avec une variance de 9kg. Nous disposons de mesures pour un échantillon de 10 étudiants.

1- La probabilité que la moyenne des 10 étudiants soit supérieure à 54kg est de 84%
2- La probabilité que la moyenne des 10 étudiants soit supérieure à 52kg est de 66%
3- La probabilité que la moyenne des 10 étudiants soit supérieure à 50kg est de 97%
4- La probabilité que la moyenne des 10 étudiants soit supérieure à 50kg est de 80%
5- Il n'est pas possible d'effectuer ce calcul

Exercice 4 :
Nous nous intéressons toujours au poids des étudiants de médecine. Dans une université, le poids moyen de ces étudiants est de 55kg avec une variance de 9kg. Nous disposons de mesures pour un échantillon de 36 étudiants.
1- La probabilité que la moyenne des 36 étudiants soit supérieure à 54,5kg est de 84%
2- La probabilité que la moyenne des 36 étudiants soit supérieure à 54,5kg est de 66%
3- La probabilité que la moyenne des 36 étudiants soit supérieure à 54kg est de 97,7%
4- La probabilité que la moyenne des 36 étudiants soit supérieure à 54kg est de 80%
5- Il n'est pas possible d'effectuer ce calcul

Exercice 5 :
La probabilité d'être atteint d'une grippe en hiver dans le nord de la France est de 5%
Dans un village habité par 100 personnes situé au nord de la France :
1- La probabilité qu'au moins 5 personnes soient atteintes par la grippe est de 50%
2- La probabilité que pas plus de 6 personnes ne soient atteintes par la grippe est de 10%
3- La probabilité que la proportion de personnes atteintes par la grippe soit supérieure à 7,2% est de 16%
4- La probabilité que la proportion de personnes atteintes par la grippe soit supérieure à 7,2% est de 40%
5- La probabilité que la proportion de personnes atteintes par la grippe soit supérieure à 7,2% est de 32%

Exercice 6 : Le risque d'infection chez les malades subissant une opération chirurgicale est estimé à 3 %. Dans un service donné, 300 malades sont opérés, par semaine :
1- La probabilité de voir survenir une infection des suites de l'intervention chez plus de 12 parmi les 300 malades est de 32%

2- La probabilité de voir survenir une infection des suites de l'intervention chez plus de 12 parmi les 300 malades est de 16%
3- La probabilité de voir survenir une infection des suites de l'intervention chez plus de 12 parmi les 300 malades est de 8%
4- La probabilité d'avoir entre 12 et 15 malades infectés parmi les 300 est de 13,5%
5- La probabilité d'avoir entre 12 et 15 malades infectés parmi les 300 est de 29,6%

Exercice 7 :
La probabilité d'être atteint d'une grippe en hiver dans le nord de la France est de 5%
Dans le cadre d'une étude sur la prévalence de la grippe, nous avons noté que 20 personnes avaient été atteintes par la grippe cet hiver dans un village habité par 100 personnes situé au nord de la France :

1- La proportion théorique de personnes atteintes est de 5%
2- La proportion observée de personnes atteintes est de 20%
3- La proportion théorique de personnes atteintes est de 20%
4- La proportion observée de personnes atteintes est de 5%
5- Aucune de ces réponses

Exercice 8 :
Nous désirons établir un intervalle de confiance au risque de 5% de la vraie proportion de personnes atteintes de la grippe dans le Nord de la France. La probabilité d'être atteint d'une grippe en hiver dans le nord de la France est de 5%. Dans un échantillon de 100 personnes 20 ont été atteints par la grippe cet hiver :

1- L'intervalle de confiance est compris entre 18% et 22%
2- L'intervalle de confiance est compris entre 12% et 28%
3- L'intervalle de confiance est compris entre 4% et 6%
4- L'intervalle de confiance est compris entre 2% et 8%
5- Les conditions de validité ne sont pas respectées

Exercice 9 :
Nous nous intéressons maintenant au poids des étudiants de médecine. Dans une université, nous avons mesuré le poids 36 étudiants, choisis au hasard. La moyenne observée pour cet échantillon est de 55kg avec une variance de 9kg. Nous désirons établir un intervalle de confiance au risque de 1%

1- L'intervalle de confiance est compris entre 60.5 et 50.5
2- L'intervalle de confiance est compris entre 56.3 et 53.7
3- L'intervalle de confiance est compris entre 59.3 et 51.3
4- L'intervalle de confiance est compris entre 61.5 et 49.2
5- On ne peut pas calculer un intervalle de confiance

Exercice 10 :
Nous nous intéressons toujours au poids des étudiants de médecine. Nous avons décidé de sélectionner 4 fois plus d'étudiants pour cette étude (36 * 4 étudiants), c'est-à-dire 144 sujets en tout.

1- L'intervalle de confiance sera deux fois plus large
2- L'intervalle de confiance sera quatre fois plus large
3- L'intervalle de confiance sera quatre fois plus serré
4- L'intervalle de confiance sera deux fois plus serré
5- Les conditions de validité ne sont pas respectées

Exercice 11 :
L'étude a été répétée l'année suivante. Compte tenu des réticences des étudiants, seuls dix sujets ont été sélectionnés avec une moyenne de 54 kg et une variance de 9kg.

On désire établir un intervalle de confiance au risque de 5%:

1- Il est nécessaire de supposer une distribution normale des données
2- L'hypothèse d'une distribution normale des données n'est pas indispensable
3- En supposant la normalité des données, l'intervalle de confiance est compris entre 56,1 et 51,9
4- En supposant la normalité des données, l'intervalle de confiance est compris entre 59.9 et 51.1
5- En supposant la normalité des données, l'intervalle de confiance est compris entre 60.3 et 48.7

Exercice 12 :

Pour obtenir une précision de 0,1 de l'intervalle de confiance à 95%, avec une variance de 9kg, combien de données sont-elles nécessaires ?

1- Entre 100 et 500
2- Entre 500 et 1000
3- Entre 1000 et 2000
4- Entre 2000 et 3000
5- Entre 3000 et 4500

Exercice 13 :

Nous désirons établir un intervalle de pari au risque de 5% de la proportion observée de personnes atteintes de la grippe dans le Nord de la France. La probabilité d'être atteint d'une grippe en hiver dans le nord de la France est de 5%. Dans un échantillon de 100 personnes 20 ont été atteints par la grippe cet hiver :

1- L'intervalle de pari est compris entre 18% et 22%
2- L'intervalle de confiance est compris entre 12% et 28%
3- L'intervalle de confiance est compris entre 4% et 6%
4- L'intervalle de confiance est compris entre 1% et 9%
5- Les conditions de validité ne sont pas respectées

Exercice 14 : On observe 9 cas graves dans une série de 100 malades. Quel intervalle de confiance de la proportion théorique de cas graves peut-on raisonnablement calculer, au risque 5 % (**une seule bonne réponse**) ?

1- Entre 2,5% et 15,5 %
2- Entre 4% et 16 %
3- Entre 6% et 12 %
4- Entre 3% et 15 %
5- La vérification aux bornes ne permet pas d'accepter le calcul

Exercice 15 :

Pour obtenir une précision de 0,01 de l'intervalle de confiance à 95%, pour une proportion observée de 0,20. Quel devrait être la taille de l'échantillon ?

1- Entre 1000 et 3000 données
2- Entre 3000 et 5500 données
3- Entre 5500 et 7000 données
4- Entre 7000 et 8500 données
5- Les conditions de validité ne sont pas respectées

Exercice 16 : Nous désirons analyser les temps de survie de souris qui ont participé à une étude clinique sur un traitement contre le cancer. Cette étude porte sur la toxicité du traitement testé.

Mois	Nombre de Sujets à Risque	Nombre de Décès	Censurés
0	25	5	5
2	15	5	5
3	5	5	0

1- La probabilité conditionnelle de survie pour le second mois est de 0,75
2- La probabilité conditionnelle de survie pour le second mois est de 0,5
3- La probabilité conditionnelle de survie pour le second mois est de 0,25
4- La fonction de survie pour le second mois est de 0,5
5- La fonction de survie pour le second mois est de 0,375

Exercice 17 : Une étude a donné les résultats suivants : exposés : 45 malades et 255 non malades, soit 300 au total.
Non-exposés : x malades, y non malades, 600 au total. Le risque relatif chez les exposés de contracter la maladie est de 2
Quelle est la fréquence de cette maladie dans le groupe non-exposé ?

1- 1 pour 100
2- 7,5 pour 100
3- 5 pour 100
4- 15 pour 100
5- On ne peut pas la calculer

Exercice 18 : La puissance d'un test statistique représente la probabilité :

1- de rejeter Ho quand Ho est vrai
2- de rejeter Ho quand Ho est faux
3- d'accepter Ho quand Ho est vrai
4- d'accepter Ho quand Ho est faux
5- de trouver une différence significative quand elle existe

Exercice 19 : Un groupe de médecins d'un hôpital A a observé que parmi les 250 malades examinés dans leur service spécialisé en cancérologie, il y avait 50 ouvriers, 75 employés et cadres moyens, 75 cadres supérieurs et 50 malades d'autres catégories socioprofessionnelles.
Dans un autre hôpital, un autre groupe de médecins observe que la distribution de ces catégories sont respectivement de 25, 15, 25 et 35 pour 100 sujets.
Quel test faut-il choisir pour comparer la distribution entre catégories professionnelles dans ces services entre les deux hôpitaux ?

1- Un test du khi-deux
2- Un test de McNemar
3- Un test de Student

4- Un test de l'écart réduit
5- Aucun de ces tests

Exercice 20 : Quel est le nombre de degrés de liberté (ddl) pour ce test ?
1- 1 ddl.
2- 2 ddl.
3- 3 ddl.
4- 4 ddl.
5- Le calcul n'est pas possible

Exercice 21 : Pour pouvoir utiliser ce test, il faut :
1- Que les effectifs théoriques soient tous ≥ 5.
2- Que le nombre de sujets soit > 30.
3- Que la distribution théorique soit binomiale.
4- Que la distribution observée soit binomiale.
5- Aucune condition de validité n'est nécessaire

CORRECTION DES EXERCICES SUPPLEMENTAIRES :

Exercice 1 :

Les malades du cancer du poumon en France représentent la population dans cet exercice (1 et 2 sont faux, il ne s'agit pas uniquement des femmes)
Les malades du cancer du poumon dans un certain service hospitalier en France pourraient représenter un échantillon/sous-ensemble de la population totale (3 faux et 4 vrai) mais il ne s'agit pas d'un échantillon représentatif car la sélection des sujets de l'échantillon n'a pas été effectuée de façon aléatoire / randomisée / au hasard (5 faux).

Exercice 2 :

Pour un individu (nouveau né), X suit une loi normale de moyenne 3,2 et d'écart type s = 0,6
Il faut tout d'abord centrer et réduire :
$P(X<3) = P(u< \frac{3 - 3,2}{0,6}) = P(u< \frac{-0,2}{0,6}) = P(u< -1/3) = P(u > 1/3) = 1- P(u < 1/3) = 1 - 0,63 = 0,27$
(1 faux et 2 vrai ; voir la table de la loi normale unilatérale)

Soit m la moyenne de l'échantillon : m suit une loi normale car n (la taille de l'échantillon est supérieure à 30) n > 30, donc m suit une loi normale de moyenne 3,2 et d'écart-type $0,6/\sqrt{36}$
Ecart type d'une moyenne = $s / \sqrt{n}$
Il faut centrer et réduire :
$P(m<3) = P(u< \frac{3 - 3,2}{0,6/\sqrt{36}}) = P(u<\frac{-0,2}{0,1}) = P(u < -2)$
La loi normale est symétrique d'où : $P(u >2) = P(u <-2) = 1 – P(u < 2) = 1 -0,9772 = 0,023$ (3 vrai et 4 faux, 5 faux ; voir la table de la loi normale unilatérale)

Exercice 3 :

Condition de validité pour l'utilisation d'une loi normale : d'après le théorème central limite (TCL) si n ≥ 30 (avec n taille de l'échantillon) alors la moyenne de l'échantillon suit une loi normale mais, ici n = 10 donc le théorème central limite ne s'applique pas. Nous ne savons pas si les individus suivent une loi normale dans ce contexte (la loi normale n'est mentionnée nulle part dans l'énoncé, d'ailleurs aucune loi n'est indiquée). Il n'est donc pas possible d'effectuer le calcul (1 faux, 2 faux, 3 faux, 4 faux et 5 vrai)

Exercice 4 :

Condition de validité pour l'utilisation d'une loi normale : d'après le théorème central limite (TCL) si n > 30 (avec n taille de l'échantillon) alors la moyenne de l'échantillon (m) suit une loi normale, ici n = 36 donc le théorème central limite s'applique, il est possible d'effectuer le calcul.
La moyenne de l'échantillon suit une loi normale de moyenne 55 et d'écart type : $\sqrt{s^2}/ \sqrt{n} = \sqrt{9}/ \sqrt{36} = 3/6 = 0,5$
$P(m>54,5) = P(u > \frac{54,5 – 55}{(\sqrt{9}/ \sqrt{36})}) = P(u > \frac{-0,5}{(3/6)}) = P(u > -0,5/0,5) = P(u> -1) = P(u < 1)$: par symétrie de la loi normale

$P(u < 1) = 0,84$ (1 vrai et 2 faux)

$P(m>52) = P(u > \frac{54 – 55}{(\sqrt{9}/ \sqrt{36})}) = P(u > \frac{-1}{(3/6)}) = P(u > -1/0,5) = P(u> -2) = P(u < 2)$: par symétrie de la loi normale

$P(u < 2) = 0,977$ (3 vrai, 4 faux et 5 faux)

Exercice 5 :

La proportion : $P = 5\% = 0,05$ et la taille de l'échantillon : $n = 100$
$n*p = 100 * 0,05 = 5 \geq 5$ et $n* (1-p) = 100 * (1-0,05) = 100 * 0,95= 9,5 \geq 5$
On peut donc approximer cette loi binomiale (il s'agit de proportions binaires) par une loi normale car $n*p \geq 5$ et $n*(1-p) \geq 5$: les conditions de validité sont respectées

Le nombre de personnes malades (X) suit une loi normale de moyenne $n * p = 5$ et d'écart type $= \sqrt{(n*(p*(1-p))} = \sqrt{(9,5*0,05)} = \sqrt{(9,5*0,05)} = \sqrt{0,0475} = 0,22$

$P(X \geq 5) = P(u \geq \frac{5 - 5}{0,22}) = P(u \geq 0) = 0,5 = 50\%$ (1 vrai)

$P(X \leq 6) = P(u \leq \frac{6 - 5}{0,22}) = P(u \leq 1/0,22) = P(u \leq 4,55) = 99,999999\%$ (2 faux)

La proportion de personnes malades (P) suit une loi normale de moyenne $p = 0,05$ et d'écart type $= \sqrt{\frac{(p*(1-p))}{n}} = \sqrt{(0,95*0,05/100)} = \sqrt{(9,5*0,05/100)} = \sqrt{(0,0475/100)} = 0,022$

$P(P > 0,072) = P(u > \frac{0,072 - 0,05}{0,022}) = P(u > \frac{0,022}{0,022}) = P(u > 1) = 1 - P(u <1) = 1 - 84\% = 16\%$
(3 vrai 4 faux et 5 faux ; voir la table de la loi normale unilatérale)

Exercice 6 :

Dans ce contexte, P est petit : 3% et n est grand : 300
Par ailleurs $n*p = 300 * 0,03 = 9 > 5$ et $n*(1-p) = 300*0,97 = 291 > 5$, on peut donc utiliser une approximation normale (conditions pour l'approximation par la loi normale respectées).
Le nombre de malades infectés (X) suit une loi normale de moyenne : $n*p = 9$ et d'écart type : $\sqrt{(n*p*(1-p))} = \sqrt{(291*0,03)} = 2,95$

A partir de la table de la loi normale on cherche la probabilité associée à la valeur de u, On centre et on réduit :
$P(X>12) = P(u > \frac{12 - 9}{2,95}) = P(u > 1) = 1 - P(u < 1) = 1 - 0,84 = 0,16$ (1 vrai, 2 faux, 3 faux)
$P(12 < X < 15) = P(X<15) - P(X<12) = P(X<15) - 0,84$
Puisque $P(X>12) = 16\%$ alors $P(X<12) = 84\%$

On centre et on réduit :
$P(X<15) = P(u< \frac{15-9}{2,95}) = P(u <2) = 97,5\%$
Donc $P(12 < X < 15) = P(X<15) - P(X<12) = P(X<15) - 0,84 = 0,975 - 0,84 = 0,135$ (3 faux, 4 vrai et 5 faux)

Exercice 7 :

Proportion théorique (dans la population) = 5%
Proportion observée dans l'échantillon (dans le village sélectionné) = 20/100 = 20%
(1 vrai, 2 vrai, 3 faux, 4 faux et 5 faux)

Exercice 8 :

Le risque ou le niveau de confiance ne sont pas mentionnés dans l'énoncé :
par défaut risque alpha = 5%
par défaut Niveau de confiance = 95%
La valeur critique qui correspond à un risque de 5% dans la table de la loi normale bilatérale est 1,96.
Intervalle de Confiance = [0,2 – 1,96 * √(0,2*0,8/100) ; 0,2 + 1,96 * √(0,2*0,8/100)]
Intervalle de Confiance = [0,1216 ; 0,2784]
(1 faux, 2 vrai, 3 faux, 4 faux)

Vérification des conditions de validité aux deux bornes de l'intervalle de confiance :
Pour la Borne inférieure : 0,12 * n = 0,12 * 100 = 12 > 5 et n*(1-p) = 100*0,88 = 88 > 5
Pour la Borne supérieure : 0,28 * n = 0,28 * 100 = 28 > 5 et n*(1-p) = 100*0,72 = 72 > 5

Les conditions de validité (pour des proportions) sont respectées : n*p > 5 et n*(1-p) > 5.
(5 faux)

Exercice 9 :

Le risque est mentionné dans l'énoncé : risque alpha = 1% donc niveau de confiance = 99%
La valeur critique qui correspond à un risque de 1% dans la table de la loi normale bilatérale est de 2,57.
Intervalle de confiance : m ± 2,57*√(s^2/n) = 55 ± 2,57 * √(9/36) = 55 ± 2,57 * 3/6 = [53,7 ; 56,3]
(1 faux, 2 vrai, 3 faux, 4 faux)

Les conditions de validité (n ≥ 30) sont respectées. Il est possible d'utiliser la loi normale pour calculer un intervalle de confiance sur les moyennes. (5 faux)

Exercice 10 :

Largeur de l'intervalle de confiance = Borne supérieure – Borne inférieure
La largeur de l'intervalle de confiance est égale à 2 * 1,96 * (s/√n)
Si n est multiplié par 4 alors √n est multiplié par 2 : √(4*n) = 2*√n et (s/√n) est divisé par deux, donc l'intervalle de confiance sera deux fois plus serré.
(1 faux 2 faux 3 faux 4 vrai)

Puisque n ≥ 30 les conditions de validité pour le calcul d'un intervalle de confiance sont respectées
(5 faux)

Exercice 11 :

Puisque n < 30, il n'est plus possible d'utiliser la loi normale (le théorème Central Limite ne s'applique pas). Il est par contre possible de recourir à la table de Student si les données individuelles suivent une distribution normale (1 vrai 2 faux : il est nécessaire de supposer une distribution normale des données pour pouvoir utiliser la table de Student)

Intervalle de confiance pour un risque α de 5% (5% par défaut) : m ± $t\alpha$ * (s/√n)
Avec v = nombre de degrés de liberté = n – 1 = 10 – 1 = 9 d'après la table de Student pour v=9 et alpha = 5% : t = 2,26
54 ± 2,26 * √(9/10) = [51,9 ; 56,1] (3 vrai, 4 faux, 5 faux)

Exercice 12 :

La précision est la demi-largeur de l'intervalle de confiance :
Précision = 0,1
Précision = 1,96 * $\sqrt{s^2/n}$ 0,1 = 1,96 * $\sqrt{9/n}$ $\sqrt{n} = \frac{1{,}96 * \sqrt{9}}{0{,}1}$ $n = \frac{(1{,}96*3)^2}{0{,}1^2} = 3457$

(1 faux, 2 faux, 3 faux, 4 faux et 5 vrai)

Exercice 13 :

Le risque ou le niveau de confiance ne sont pas mentionnés dans l'énoncé :
par défaut risque alpha = 5%
par défaut Niveau de confiance = 95%

Intervalle de pari : $\pi \pm 1{,}96 \sqrt{\frac{\pi*(1-\pi)}{100}} = 0{,}05 \pm 1{,}96 \sqrt{\frac{0{,}05*0{,}95}{100}}$ = [0,0072 ; 0,092] (1 faux)
Avec π : proportion théorique dans la population = 0,05 = 5%

Intervalle de confiance : $p \pm 1{,}96 \sqrt{\frac{p*(1-p)}{100}} = 0{,}2 \pm 1{,}96 \sqrt{\frac{0{,}2*0{,}8}{100}}$ = [0,12 ; 0,28]
(2 vrai, 3 faux et 4 faux)
Avec p : proportion observée dans l'échantillon = 20/100 = 0,2

Conditions de validité :
Pour l'intervalle de Pari : $n*\pi = 100 * 0{,}05 = 5 \geq 5$ et $n*(1-\pi) = 95 > 5$, les conditions de validité sont bien respectées.

Pour l'intervalle de confiance, les conditions de validité sont vérifiées aux deux bornes :
0,12 * 100 = 12 > 5 et (1-0,12)*100 = 88 > 5 pour la borne inférieure
0,28 * 100 = 28 > 5 et (1-0,28)*100 = 72 > 5 pour la borne supérieure
Les conditions de validité sont bien respectées. (5 faux)

Exercice 14 :

Le risque est mentionné dans l'énoncé : risque alpha = 5%
Intervalle de confiance : $p \pm 1{,}96 \sqrt{\frac{p*(1-p)}{n}} = 0{,}09 \pm 1{,}96 \sqrt{\frac{0{,}09*0{,}91}{100}}$ = [0,034 ; 0,146]
Avec p : proportion observée dans l'échantillon = 9/100 = 0,09

Pour l'intervalle de confiance, les conditions de validité sont vérifiées aux deux bornes :
0,034 * 100 = **3,4 < 5** et (1-0,034)*100 = 96,6 > 5 pour la borne inférieure
0,146 * 100 = 14,6 > 5 et (1-0,146)*100 = 85,4 > 5 pour la borne supérieure
Les conditions de validité ne sont pas respectées car 0,034 * 100 = 3,4 < 5
On ne peut donc pas effectuer le calcul de l'intervalle de confiance.

(1 faux, 2 faux, 3 faux 4 faux et 5 vrai)

Exercice 15 :

La précision est la demi-largeur de l'intervalle de confiance :
Précision = 0,01

Précision = $1{,}96 * \sqrt{p*(1-p)/n}$ $\quad 0{,}01 = 1{,}96 * \frac{\sqrt{p*(1-p)}}{\sqrt{n}}$ $\quad \sqrt{n} = \frac{1{,}96 * \sqrt{0{,}2*0{,}8}}{0{,}01}$

$$n = \frac{(1{,}96*0{,}4)^2}{0{,}01^2} = 6146$$

(1 faux, 2 faux, 3 vrai et 4 faux)

Pour l'intervalle de confiance, les conditions de validité sont vérifiées aux deux bornes :
Borne supérieure = 0,2 + 0,01 = 0,21
Borne inférieure = 0,2 – 0,01 = 0,19
0,19 * 6146 > 5 et (1-0,19)* 6146 > 5 pour la borne inférieure
0,21 * 6146 > 5 et (1-0,21)*6146 > 5 pour la borne supérieure
Les conditions de validité sont bien respectées. (5 faux)

Exercice 16 :

Probabilité conditionnelle de survie S(i/i-1) :

$$S(2/1) = 1 - \left(\frac{di}{Ni - Ci}\right) = 1 - \frac{5}{15-5} = 1- 0{,}5 = 0{,}5$$ (1 faux, 2 vrai, 3 faux)

Fonction de Survie : S(i) = S(i/i-1)*S(i-1)

$$S(1/0) = 1 - \left(\frac{di}{Ni - Ci}\right) = 1 - \frac{5}{25-5} = 1- 0{,}25 = 0{,}75$$ (1 faux, 2 vrai, 3 faux)

S(2) = S(1/0) * S(2/1) = 0,75 * 0,5 = 0,375 (4 faux, 5 vrai)

Exercice 17 :

Tableau récapitulatif :

	Malades	Non Malades	Total
Exposés	45	255	300
Non Exposés	?	?	600

$$\text{Risque Relatif} = 2 = \frac{P(\text{Malade/Exposé})}{P(\text{Malade/NonExposé})} = \frac{(45/300)}{(x/600)} = 2$$

45/300 = 2 * (x/600) 45*2 = 2 * x 45 = x = Nombre de malades parmi les Non Exposés

Fréquence de cette maladie dans le groupe non-exposé = 45 / 600 = 0,075
(1 faux, 2 vrai, 3 faux, 4 faux 5 faux)

Exercice 18 :

La puissance d'un test statistique représente la probabilité de détecter une différence lorsqu'il existe une vraie différence : puissance = P(Rejet de Ho / H1 vrai).
Il s'agit donc de la probabilité de rejeter Ho (car il existe une vraie différence) quand Ho est faux (et donc si Ho est faux alors H1, l'hypothèse alternative, est vrai). (1 faux, 2 vrai)
La puissance représente donc la probabilité de trouver une différence significative quand elle existe (5 vrai)
On n'accepte jamais Ho, on peut décider de rejeter ou de ne pas rejeter Ho mais on n'accepte jamais Ho (3 faux, 4 faux)

Exercice 19 :

Il s'agit de variables qualitatives (catégories socio-professionnelles) et non pas de variables numériques ou quantitatives continues (par exemple des tailles, des pressions…). Même si l'appartenance à ces catégories est exprimée en effectifs. Plusieurs répartitions observées sont étudiées pour effectuer des comparaisons, il s'agit donc d'un Test d'Homogénéité (Test du Khi deux). On ne peut donc pas utiliser un test de l'écart réduit ou un test de Student. (3 faux et 4 faux)

Tableau de contigence :

	Ouvriers	Employés	Cadres Sup.	Autres	Total
Hôpital A	50	75	75	50	250
Hôpital B	25	15	25	35	100

Le Test de McNemar est un test sur données appariées (un même échantillon mesuré avant et après) mais les deux hôpitaux constituent deux échantillons totalement indépendants. Il ne s'agit donc pas du test de McNemar mais bien du test du khi-deux (d'homogénéité) (1 vrai, 2 faux et 5 faux)

Exercice 20 :

Tableau de contigence :

	Ouvriers	Employés	Cadres Sup.	Autres	Total
Hôpital A	50	75	75	50	250
Hôpital B	25	15	25	35	100

Le nombre de degrés de liberté (ddl) pour ce test est de :
(nombre de colonnes – 1) * (nombre de lignes – 1) = (4-1) * (2-1) = 3 ddl
Dans le nombre de colonnes, on ne compte bien sûr pas la colonne des Totaux.
(1 faux, 2 faux, 3 vrai, 4 faux et 5 faux).

Exercice 21 :

Condition de validité du test du khi-deux : Les effectifs théoriques pour chacune des cases du tableau doivent être supérieurs ou égaux à 5.
La condition porte sur les effectifs théoriques et non pas sur les effectifs observés.

(1 vrai, 2 faux, 3 faux, 4 faux et 5 faux)

La condition de validité : $n \geq 30$ s'applique au test de l'écart réduit et non pas au test du khi-deux.

Calcul des effectifs théoriques pour chaque case du tableau :

$$\text{Effectifs Théoriques} = \frac{(\text{Total des effectifs Ligne}) * (\text{Total des effectifs colonne})}{\text{Total général des effectifs du tableau}}$$

10) Tables Statistiques:

Table de la loi binomiale : $P(X=r) = C^r_n \, p^r \, (1-p)^{n-r}$

Cette table montre la probabilité d'obtenir r succès pour n événements répétés indépendants, chacun de ces événement a une probabilité de réussite p.
Note : même lorsque une case est vide dans la table, la probabilité n'est pas nulle, elle est simplement très petite (infime mais non nulle).

Exemple : pour n =1 p = 0,01 P(X=0) = 0,99

							p						
	x	0.01	0.05	0.10	0.15	0.20	0.25	0.30	0.35	0.40	0.45	0.50	
n=1	0	.9900	.9500	.9000	.8500	.8000	.7500	.7000	.6500	.6000	.5500	.5000	1
	1	.0100	.0500	.1000	.1500	.2000	.2500	.3000	.3500	.4000	.4500	.5000	0
n=2	0	.9801	.9025	.8100	.7225	.6400	.5625	.4900	.4225	.3600	.3025	.2500	2
	1	.0198	.0950	.1800	.2550	.3200	.3750	.4200	.4550	.4800	.4950	.5000	1
	2	.0001	.0025	.0100	.0225	.0400	.0625	.0900	.1225	.1600	.2025	.2500	0
n=3	0	.9703	.8574	.7290	.6141	.5120	.4219	.3430	.2746	.2160	.1664	.1250	3
	1	.0294	.1354	.2430	.3251	.3840	.4219	.4410	.4436	.4320	.4084	.3750	2
	2	.0003	.0071	.0270	.0574	.0960	.1406	.1890	.2389	.2880	.3341	.3750	1
	3		.0001	.0010	.0034	.0080	.0156	.0270	.0429	.0640	.0911	.1250	0
n=4	0	.9606	.8145	.6561	.5220	.4096	.3164	.2401	.1785	.1296	.0915	.0625	4
	1	.0388	.1715	.2916	.3685	.4096	.4219	.4116	.3845	.3456	.2995	.2500	3
	2	.0006	.0135	.0486	.0975	.1536	.2109	.2646	.3105	.3456	.3675	.3750	2
	3		.0005	.0036	.0115	.0256	.0469	.0756	.1115	.1536	.2005	.2500	1
	4			.0001	.0005	.0016	.0039	.0081	.0150	.0256	.0410	.0625	0
n=5	0	.9510	.7738	.5905	.4437	.3277	.2373	.1681	.1160	.0778	.0503	.0313	5
	1	.0480	.2036	.3281	.3915	.4096	.3955	.3602	.3124	.2592	.2059	.1563	4
	2	.0010	.0214	.0729	.1382	.2048	.2637	.3087	.3364	.3456	.3369	.3125	3
	3		.0011	.0081	.0244	.0512	.0879	.1323	.1811	.2304	.2757	.3125	2
	4			.0005	.0022	.0064	.0146	.0284	.0488	.0768	.1128	.1563	1
	5				.0001	.0003	.0010	.0024	.0053	.0102	.0185	.0313	0
n=6	0	.9415	.7351	.5314	.3771	.2621	.1780	.1176	.0754	.0467	.0277	.0156	6
	1	.0571	.2321	.3543	.3993	.3932	.3560	.3025	.2437	.1866	.1359	.0938	5
	2	.0014	.0305	.0984	.1762	.2458	.2966	.3241	.3280	.3110	.2780	.2344	4
	3		.0021	.0146	.0415	.0819	.1318	.1852	.2355	.2765	.3032	.3125	3
	4		.0001	.0012	.0055	.0154	.0330	.0595	.0951	.1382	.1861	.2344	2
	5			.0001	.0004	.0015	.0044	.0102	.0205	.0369	.0609	.0938	1
	6					.0001	.0002	.0007	.0018	.0041	.0083	.0156	0
n=7	0	.9321	.6983	.4783	.3206	.2097	.1335	.0824	.0490	.0280	.0152	.0078	7
	1	.0659	.2573	.3720	.3960	.3670	.3115	.2471	.1848	.1306	.0872	.0547	6
	2	.0020	.0406	.1240	.2097	.2753	.3115	.3177	.2985	.2613	.2140	.1641	5
	3		.0036	.0230	.0617	.1147	.1730	.2269	.2679	.2903	.2918	.2734	4
	4		.0002	.0026	.0109	.0287	.0577	.0972	.1442	.1935	.2388	.2734	3
	5			.0002	.0012	.0043	.0115	.0250	.0466	.0774	.1172	.1641	2
	6				.0001	.0004	.0013	.0036	.0084	.0172	.0320	.0547	1
	7						.0001	.0002	.0006	.0016	.0037	.0078	0
n=8	0	.9227	.6634	.4305	.2725	.1678	.1001	.0576	.0319	.0168	.0084	.0039	8
	1	.0746	.2793	.3826	.3847	.3355	.2670	.1977	.1373	.0896	.0548	.0313	7
	2	.0026	.0515	.1488	.2376	.2936	.3115	.2965	.2587	.2090	.1569	.1094	6
	3	.0001	.0054	.0331	.0839	.1468	.2076	.2541	.2786	.2787	.2568	.2188	5
	4		.0004	.0046	.0185	.0459	.0865	.1361	.1875	.2322	.2627	.2734	4
	5			.0004	.0026	.0092	.0231	.0467	.0808	.1239	.1719	.2188	3
	6				.0002	.0011	.0038	.0100	.0217	.0413	.0703	.1094	2
	7					.0001	.0004	.0012	.0033	.0079	.0164	.0313	1
	8							.0001	.0002	.0007	.0017	.0039	0

	x	0.01	0.05	0.10	0.15	0.20	p 0.25	0.30	0.35	0.40	0.45	0.50	
n=9	0	0.9135	0.6302	0.3874	0.2316	0.1342	0.0751	0.0404	0.0207	0.0101	0.0046	0.0020	9
	1	0.0830	0.2985	0.3874	0.3679	0.3020	0.2253	0.1556	0.1004	0.0605	0.0339	0.0176	8
	2	0.0034	0.0629	0.1722	0.2597	0.3020	0.3003	0.2668	0.2162	0.1612	0.1110	0.0703	7
	3	0.0001	0.0077	0.0446	0.1069	0.1762	0.2336	0.2668	0.2716	0.2508	0.2119	0.1641	6
	4		0.0006	0.0074	0.0283	0.0661	0.1168	0.1715	0.2194	0.2508	0.2600	0.2461	5
	5			0.0008	0.0050	0.0165	0.0389	0.0735	0.1181	0.1672	0.2128	0.2461	4
	6			0.0001	0.0006	0.0028	0.0087	0.0210	0.0424	0.0743	0.1160	0.1641	3
	7					0.0003	0.0012	0.0039	0.0098	0.0212	0.0407	0.0703	2
	8						0.0001	0.0004	0.0013	0.0035	0.0083	0.0176	1
	9								0.0001	0.0003	0.0008	0.0020	0
n=10	0	0.9044	0.5987	0.3487	0.1969	0.1074	0.0563	0.0282	0.0135	0.0060	0.0025	0.0010	10
	1	0.0914	0.3151	0.3874	0.3474	0.2684	0.1877	0.1211	0.0725	0.0403	0.0207	0.0098	9
	2	0.0042	0.0746	0.1937	0.2759	0.3020	0.2816	0.2335	0.1757	0.1209	0.0763	0.0439	8
	3	0.0001	0.0105	0.0574	0.1298	0.2013	0.2503	0.2668	0.2522	0.2150	0.1665	0.1172	7
	4		0.0010	0.0112	0.0401	0.0881	0.1460	0.2001	0.2377	0.2508	0.2384	0.2051	6
	5		0.0001	0.0015	0.0085	0.0264	0.0584	0.1029	0.1536	0.2007	0.2340	0.2461	5
	6			0.0001	0.0012	0.0055	0.0162	0.0368	0.0689	0.1115	0.1596	0.2051	4
	7				0.0001	0.0008	0.0031	0.0090	0.0212	0.0425	0.0746	0.1172	3
	8					0.0001	0.0004	0.0014	0.0043	0.0106	0.0229	0.0439	2
	9							0.0001	0.0005	0.0016	0.0042	0.0098	1
	10									0.0001	0.0003	0.0010	0
n=11	0	0.8953	0.5688	0.3138	0.1673	0.0859	0.0422	0.0198	0.0088	0.0036	0.0014	0.0005	11
	1	0.0995	0.3293	0.3835	0.3248	0.2362	0.1549	0.0932	0.0518	0.0266	0.0125	0.0054	10
	2	0.0050	0.0867	0.2131	0.2866	0.2953	0.2581	0.1998	0.1395	0.0887	0.0513	0.0269	9
	3	0.0002	0.0137	0.0710	0.1517	0.2215	0.2581	0.2568	0.2254	0.1774	0.1259	0.0806	8
	4		0.0014	0.0158	0.0536	0.1107	0.1721	0.2201	0.2428	0.2365	0.2060	0.1611	7
	5		0.0001	0.0025	0.0132	0.0388	0.0803	0.1321	0.1830	0.2207	0.2360	0.2256	6
	6			0.0003	0.0023	0.0097	0.0268	0.0566	0.0985	0.1471	0.1931	0.2256	5
	7				0.0003	0.0017	0.0064	0.0173	0.0379	0.0701	0.1128	0.1611	4
	8					0.0002	0.0011	0.0037	0.0102	0.0234	0.0462	0.0806	3
	9						0.0001	0.0005	0.0018	0.0052	0.0126	0.0269	2
	10								0.0002	0.0007	0.0021	0.0054	1
	11										0.0002	0.0005	0
n=12	0	0.8864	0.5404	0.2824	0.1422	0.0687	0.0317	0.0138	0.0057	0.0022	0.0008	0.0002	12
	1	0.1074	0.3413	0.3766	0.3012	0.2062	0.1267	0.0712	0.0368	0.0174	0.0075	0.0029	11
	2	0.0060	0.0988	0.2301	0.2924	0.2835	0.2323	0.1678	0.1088	0.0639	0.0339	0.0161	10
	3	0.0002	0.0173	0.0852	0.1720	0.2362	0.2581	0.2397	0.1954	0.1419	0.0923	0.0537	9
	4		0.0021	0.0213	0.0683	0.1329	0.1936	0.2311	0.2367	0.2128	0.1700	0.1208	8
	5		0.0002	0.0038	0.0193	0.0532	0.1032	0.1585	0.2039	0.2270	0.2225	0.1934	7
	6			0.0005	0.0040	0.0155	0.0401	0.0792	0.1281	0.1766	0.2124	0.2256	6
	7				0.0006	0.0033	0.0115	0.0291	0.0591	0.1009	0.1489	0.1934	5
	8				0.0001	0.0005	0.0024	0.0078	0.0199	0.0420	0.0762	0.1208	4
	9					0.0001	0.0004	0.0015	0.0048	0.0125	0.0277	0.0537	3
	10							0.0002	0.0008	0.0025	0.0068	0.0161	2
	11								0.0001	0.0003	0.0010	0.0029	1
	12										0.0001	0.0002	0
n=13	0	0.8775	0.5133	0.2542	0.1209	0.0550	0.0238	0.0097	0.0037	0.0013	0.0004	0.0001	13
	1	0.1152	0.3512	0.3672	0.2774	0.1787	0.1029	0.0540	0.0259	0.0113	0.0045	0.0016	12
	2	0.0070	0.1109	0.2448	0.2937	0.2680	0.2059	0.1388	0.0836	0.0453	0.0220	0.0095	11
	3	0.0003	0.0214	0.0997	0.1900	0.2457	0.2517	0.2181	0.1651	0.1107	0.0660	0.0349	10
	4		0.0028	0.0277	0.0838	0.1535	0.2097	0.2337	0.2222	0.1845	0.1350	0.0873	9
	5		0.0003	0.0055	0.0266	0.0691	0.1258	0.1803	0.2154	0.2214	0.1989	0.1571	8
	6			0.0008	0.0063	0.0230	0.0559	0.1030	0.1546	0.1968	0.2169	0.2095	7
	7			0.0001	0.0011	0.0058	0.0186	0.0442	0.0833	0.1312	0.1775	0.2095	6
	8				0.0001	0.0011	0.0047	0.0142	0.0336	0.0656	0.1089	0.1571	5
	9					0.0001	0.0009	0.0034	0.0101	0.0243	0.0495	0.0873	4
	10						0.0001	0.0006	0.0022	0.0065	0.0162	0.0349	3
	11							0.0001	0.0003	0.0012	0.0036	0.0095	2
	12									0.0001	0.0005	0.0016	1
	13											0.0001	0
		0.99	0.95	0.90	0.85	0.80	0.75 p	0.70	0.65	0.60	0.55	0.50	x

							p						
	x	0.01	0.05	0.10	0.15	0.20	0.25	0.30	0.35	0.40	0.45	0.50	
n=14	0	0.8687	0.4877	0.2288	0.1028	0.0440	0.0178	0.0068	0.0024	0.0008	0.0002	0.0001	14
	1	0.1229	0.3593	0.3559	0.2539	0.1539	0.0832	0.0407	0.0181	0.0073	0.0027	0.0009	13
	2	0.0081	0.1229	0.2570	0.2912	0.2501	0.1802	0.1134	0.0634	0.0317	0.0141	0.0056	12
	3	0.0003	0.0259	0.1142	0.2056	0.2501	0.2402	0.1943	0.1366	0.0845	0.0462	0.0222	11
	4		0.0037	0.0349	0.0998	0.1720	0.2202	0.2290	0.2022	0.1549	0.1040	0.0611	10
	5		0.0004	0.0078	0.0352	0.0860	0.1468	0.1963	0.2178	0.2066	0.1701	0.1222	9
	6			0.0013	0.0093	0.0322	0.0734	0.1262	0.1759	0.2066	0.2088	0.1833	8
	7			0.0002	0.0019	0.0092	0.0280	0.0618	0.1082	0.1574	0.1952	0.2095	7
	8				0.0003	0.0020	0.0082	0.0232	0.0510	0.0918	0.1398	0.1833	6
	9					0.0003	0.0018	0.0066	0.0183	0.0408	0.0762	0.1222	5
	10						0.0003	0.0014	0.0049	0.0136	0.0312	0.0611	4
	11							0.0002	0.0010	0.0033	0.0093	0.0222	3
	12								0.0001	0.0005	0.0019	0.0056	2
	13									0.0001	0.0002	0.0009	1
	14											0.0001	0
n=15	0	0.8601	0.4633	0.2059	0.0874	0.0352	0.0134	0.0047	0.0016	0.0005	0.0001		15
	1	0.1303	0.3658	0.3432	0.2312	0.1319	0.0668	0.0305	0.0126	0.0047	0.0016	0.0005	14
	2	0.0092	0.1348	0.2669	0.2856	0.2309	0.1559	0.0916	0.0476	0.0219	0.0090	0.0032	13
	3	0.0004	0.0307	0.1285	0.2184	0.2501	0.2252	0.1700	0.1110	0.0634	0.0318	0.0139	12
	4		0.0049	0.0428	0.1156	0.1876	0.2252	0.2186	0.1792	0.1268	0.0780	0.0417	11
	5		0.0006	0.0105	0.0449	0.1032	0.1651	0.2061	0.2123	0.1859	0.1404	0.0916	10
	6			0.0019	0.0132	0.0430	0.0917	0.1472	0.1906	0.2066	0.1914	0.1527	9
	7			0.0003	0.0030	0.0138	0.0393	0.0811	0.1319	0.1771	0.2013	0.1964	8
	8				0.0005	0.0035	0.0131	0.0348	0.0710	0.1181	0.1647	0.1964	7
	9				0.0001	0.0007	0.0034	0.0116	0.0298	0.0612	0.1048	0.1527	6
	10					0.0001	0.0007	0.0030	0.0096	0.0245	0.0515	0.0916	5
	11						0.0001	0.0006	0.0024	0.0074	0.0191	0.0417	4
	12							0.0001	0.0004	0.0016	0.0052	0.0139	3
	13								0.0001	0.0003	0.0010	0.0032	2
	14										0.0001	0.0005	1
	15												0
n=16	0	0.8515	0.4401	0.1853	0.0743	0.0281	0.0100	0.0033	0.0010	0.0003	0.0001		16
	1	0.1376	0.3706	0.3294	0.2097	0.1126	0.0535	0.0228	0.0087	0.0030	0.0009	0.0002	15
	2	0.0104	0.1463	0.2745	0.2775	0.2111	0.1336	0.0732	0.0353	0.0150	0.0056	0.0018	14
	3	0.0005	0.0359	0.1423	0.2285	0.2463	0.2079	0.1465	0.0888	0.0468	0.0215	0.0085	13
	4		0.0061	0.0514	0.1311	0.2001	0.2252	0.2040	0.1553	0.1014	0.0572	0.0278	12
	5		0.0008	0.0137	0.0555	0.1201	0.1802	0.2099	0.2008	0.1623	0.1123	0.0667	11
	6		0.0001	0.0028	0.0180	0.0550	0.1101	0.1649	0.1982	0.1983	0.1684	0.1222	10
	7			0.0004	0.0045	0.0197	0.0524	0.1010	0.1524	0.1889	0.1969	0.1746	9
	8			0.0001	0.0009	0.0055	0.0197	0.0487	0.0923	0.1417	0.1812	0.1964	8
	9				0.0001	0.0012	0.0058	0.0185	0.0442	0.0840	0.1318	0.1746	7
	10					0.0002	0.0014	0.0056	0.0167	0.0392	0.0755	0.1222	6
	11						0.0002	0.0013	0.0049	0.0142	0.0337	0.0667	5
	12							0.0002	0.0011	0.0040	0.0115	0.0278	4
	13							0.0000	0.0002	0.0008	0.0029	0.0085	3
	14									0.0001	0.0005	0.0018	2
	15										0.0001	0.0002	1
	16												0
n=17	0	0.8429	0.4181	0.1668	0.0631	0.0225	0.0075	0.0023	0.0007	0.0002			17
	1	0.1447	0.3741	0.3150	0.1893	0.0957	0.0426	0.0169	0.0060	0.0019	0.0005	0.0001	16
	2	0.0117	0.1575	0.2800	0.2673	0.1914	0.1136	0.0581	0.0260	0.0102	0.0035	0.0010	15
	3	0.0006	0.0415	0.1556	0.2359	0.2393	0.1893	0.1245	0.0701	0.0341	0.0144	0.0052	14
	4		0.0076	0.0605	0.1457	0.2093	0.2209	0.1868	0.1320	0.0796	0.0411	0.0182	13
	5		0.0010	0.0175	0.0668	0.1361	0.1914	0.2081	0.1849	0.1379	0.0875	0.0472	12
	6		0.0001	0.0039	0.0236	0.0680	0.1276	0.1784	0.1991	0.1839	0.1432	0.0944	11
	7			0.0007	0.0065	0.0267	0.0668	0.1201	0.1685	0.1927	0.1841	0.1484	10
	8			0.0001	0.0014	0.0084	0.0279	0.0644	0.1134	0.1606	0.1883	0.1855	9
	9				0.0003	0.0021	0.0093	0.0276	0.0611	0.1070	0.1540	0.1855	8
	10					0.0004	0.0025	0.0095	0.0263	0.0571	0.1008	0.1484	7
	11					0.0001	0.0005	0.0026	0.0090	0.0242	0.0525	0.0944	6
	12						0.0001	0.0006	0.0024	0.0081	0.0215	0.0472	5
	13							0.0001	0.0005	0.0021	0.0068	0.0182	4
	14								0.0001	0.0004	0.0016	0.0052	3
	15									0.0001	0.0003	0.0010	2
	16											0.0001	1
	17												0
		0.99	0.95	0.90	0.85	0.80	0.75	0.70	0.65	0.60	0.55	0.50	x
							p						

Table de la loi de Poisson :

La table ci-dessous donne la probabilité d'obtenir une valeur X pour une distribution de Poisson dont la moyenne est égale à λ $P(X=x) = e^{-\lambda} * \lambda^x/x\,!$

Note : même lorsque la probabilité indiquée est égale à 0,0000 dans la table, la probabilité n'est pas nulle, elle est très petite (infime mais non nulle).

					λ					
X	**0.1**	**0.2**	**0.3**	**0.4**	**0.5**	**0.6**	**0.7**	**0.8**	**0.9**	**1.0**
0	0.9048	0.8187	0.7408	0.6703	0.6065	0.5488	0.4966	0.4493	0.4066	0.3679
1	0.0905	0.1637	0.2222	0.2681	0.3033	0.3293	0.3476	0.3595	0.3659	0.3679
2	0.0045	0.0164	0.0333	0.0536	0.0758	0.0988	0.1217	0.1438	0.1647	0.1839
3	0.0002	0.0011	0.0033	0.0072	0.0126	0.0198	0.0284	0.0383	0.0494	0.0613
4	0.0000	0.0001	0.0003	0.0007	0.0016	0.0030	0.0050	0.0077	0.0111	0.0153
5	0.0000	0.0000	0.0000	0.0001	0.0002	0.0004	0.0007	0.0012	0.0020	0.0031
6	0.0000	0.0000	0.0000	0.0000	0.0000	0.0000	0.0001	0.0002	0.0003	0.0005
7	0.0000	0.0000	0.0000	0.0000	0.0000	0.0000	0.0000	0.0000	0.0000	0.0001

					λ					
X	**1.1**	**1.2**	**1.3**	**1.4**	**1.5**	**1.6**	**1.7**	**1.8**	**1.9**	**2.0**
0	0.3329	0.3012	0.2725	0.2466	0.2231	0.2019	0.1827	0.1653	0.1496	0.1353
1	0.3662	0.3614	0.3543	0.3452	0.3347	0.3230	0.3106	0.2975	0.2842	0.2707
2	0.2014	0.2169	0.2303	0.2417	0.2510	0.2584	0.2640	0.2678	0.2700	0.2707
3	0.0738	0.0867	0.0998	0.1128	0.1255	0.1378	0.1496	0.1607	0.1710	0.1804
4	0.0203	0.0260	0.0324	0.0395	0.0471	0.0551	0.0636	0.0723	0.0812	0.0902
5	0.0045	0.0062	0.0084	0.0111	0.0141	0.0176	0.0216	0.0260	0.0309	0.0361
6	0.0008	0.0012	0.0018	0.0026	0.0035	0.0047	0.0061	0.0078	0.0098	0.0120
7	0.0001	0.0002	0.0003	0.0005	0.0008	0.0011	0.0015	0.0020	0.0027	0.0034
8	0.0000	0.0000	0.0001	0.0001	0.0001	0.0002	0.0003	0.0005	0.0006	0.0009
9	0.0000	0.0000	0.0000	0.0000	0.0000	0.0000	0.0001	0.0001	0.0001	0.0002

					λ					
X	**2.1**	**2.2**	**2.3**	**2.4**	**2.5**	**2.6**	**2.7**	**2.8**	**2.9**	**3.0**
0	0.1225	0.1108	0.1003	0.0907	0.0821	0.0743	0.0672	0.0608	0.0550	0.0498
1	0.2572	0.2438	0.2306	0.2177	0.2052	0.1931	0.1815	0.1703	0.1596	0.1494
2	0.2700	0.2681	0.2652	0.2613	0.2565	0.2510	0.2450	0.2384	0.2314	0.2240
3	0.1890	0.1966	0.2033	0.2090	0.2138	0.2176	0.2205	0.2225	0.2237	0.2240
4	0.0992	0.1082	0.1169	0.1254	0.1336	0.1414	0.1488	0.1557	0.1622	0.1680
5	0.0417	0.0476	0.0538	0.0602	0.0668	0.0735	0.0804	0.0872	0.0940	0.1008
6	0.0146	0.0174	0.0206	0.0241	0.0278	0.0319	0.0362	0.0407	0.0455	0.0504
7	0.0044	0.0055	0.0068	0.0083	0.0099	0.0118	0.0139	0.0163	0.0188	0.0216
8	0.0011	0.0015	0.0019	0.0025	0.0031	0.0038	0.0047	0.0057	0.0068	0.0081
9	0.0003	0.0004	0.0005	0.0007	0.0009	0.0011	0.0014	0.0018	0.0022	0.0027
10	0.0001	0.0001	0.0001	0.0002	0.0002	0.0003	0.0004	0.0005	0.0006	0.0008
11	0.0000	0.0000	0.0000	0.0000	0.0000	0.0001	0.0001	0.0001	0.0002	0.0002
12	0.0000	0.0000	0.0000	0.0000	0.0000	0.0000	0.0000	0.0000	0.0000	0.0001

	λ									
X	**3.1**	**3.2**	**3.3**	**3.4**	**3.5**	**3.6**	**3.7**	**3.8**	**3.9**	**4.0**
0	0.0450	0.0408	0.0369	0.0334	0.0302	0.0273	0.0247	0.0224	0.0202	0.0183
1	0.1397	0.1340	0.1217	0.1135	0.1057	0.0984	0.0915	0.0850	0.0789	0.0733
2	0.2165	0.2087	0.2008	0.1929	0.1850	0.1771	0.1692	0.1615	0.1539	0.1465
3	0.2237	0.2226	0.2209	0.2186	0.2158	0.2125	0.2087	0.2046	0.2001	0.1954
4	0.1734	0.1781	0.1823	0.1858	0.1888	0.1912	0.1931	0.1944	0.1951	0.1954
5	0.1075	0.1140	0.1203	0.1264	0.1322	0.1377	0.1429	0.1477	0.1522	0.1563
6	0.0555	0.0608	0.0662	0.0716	0.0771	0.0826	0.0881	0.0936	0.0989	0.1042
7	0.0246	0.0278	0.0312	0.0348	0.0385	0.0425	0.0466	0.0508	0.0551	0.0595
8	0.0095	0.0111	0.0129	0.0148	0.0169	0.0191	0.0215	0.0241	0.0269	0.0298
9	0.0033	0.0040	0.0047	0.0056	0.0066	0.0076	0.0089	0.0102	0.0116	0.0132
10	0.0010	0.0013	0.0016	0.0019	0.0023	0.0028	0.0033	0.0039	0.0045	0.0053
11	0.0003	0.0004	0.0005	0.0006	0.0007	0.0009	0.0011	0.0013	0.0016	0.0019
12	0.0001	0.0001	0.0001	0.0002	0.0002	0.0003	0.0003	0.0004	0.0005	0.0006
13	0.0000	0.0000	0.0000	0.0000	0.0001	0.0001	0.0001	0.0001	0.0002	0.0002
14	0.0000	0.0000	0.0000	0.0000	0.0000	0.0000	0.0000	0.0000	0.0000	0.0001

	λ									
X	**4.1**	**4.2**	**4.3**	**4.4**	**4.5**	**4.6**	**4.7**	**4.8**	**4.9**	**5.0**
0	0.0166	0.0150	0.0136	0.0123	0.0111	0.0101	0.0091	0.0082	0.0074	0.0067
1	0.0679	0.0630	0.0583	0.0540	0.0500	0.0462	0.0427	0.0395	0.0365	0.0337
2	0.1393	0.1323	0.1254	0.1188	0.1125	0.1063	0.1005	0.0948	0.0894	0.0842
3	0.1904	0.1852	0.1798	0.1743	0.1687	0.1631	0.1574	0.1517	0.1460	0.1404
4	0.1951	0.1944	0.1933	0.1917	0.1898	0.1875	0.1849	0.1820	0.1789	0.1755
5	0.1600	0.1633	0.1662	0.1687	0.1708	0.1725	0.1738	0.1747	0.1753	0.1755
6	0.1093	0.1143	0.1191	0.1237	0.1281	0.1323	0.1362	0.1398	0.1432	0.1462
7	0.0640	0.0686	0.0732	0.0778	0.0824	0.0869	0.0914	0.0959	0.1002	0.1044
8	0.0328	0.0360	0.0393	0.0428	0.0463	0.0500	0.0537	0.0575	0.0614	0.0653
9	0.0150	0.0168	0.0188	0.0209	0.0232	0.0255	0.0280	0.0307	0.0334	0.0363
10	0.0061	0.0071	0.0081	0.0092	0.0104	0.0118	0.0132	0.0147	0.0164	0.0181
11	0.0023	0.0027	0.0032	0.0037	0.0043	0.0049	0.0056	0.0064	0.0073	0.0082
12	0.0008	0.0009	0.0011	0.0014	0.0016	0.0019	0.0022	0.0026	0.0030	0.0034
13	0.0002	0.0003	0.0004	0.0005	0.0006	0.0007	0.0008	0.0009	0.0011	0.0013
14	0.0001	0.0001	0.0001	0.0001	0.0002	0.0002	0.0003	0.0003	0.0004	0.0005
15	0.0000	0.0000	0.0000	0.0000	0.0001	0.0001	0.0001	0.0001	0.0001	0.0002

X	λ = 5.1	5.2	5.3	5.4	5.5	5.6	5.7	5.8	5.9	6.0
0	0.0061	0.0055	0.0050	0.0045	0.0041	0.0037	0.0033	0.0030	0.0027	0.0025
1	0.0311	0.0287	0.0265	0.0244	0.0225	0.0207	0.0191	0.0176	0.0162	0.0149
2	0.0793	0.0746	0.0701	0.0659	0.0618	0.0580	0.0544	0.0509	0.0477	0.0446
3	0.1348	0.1293	0.1239	0.1185	0.1133	0.1082	0.1033	0.0985	0.0938	0.0892
4	0.1719	0.1681	0.1641	0.1600	0.1558	0.1515	0.1472	0.1428	0.1383	0.1339
5	0.1753	0.1748	0.1740	0.1728	0.1714	0.1697	0.1678	0.1656	0.1632	0.1606
6	0.1490	0.1515	0.1537	0.1555	0.1571	0.1584	0.1594	0.1601	0.1605	0.1606
7	0.1086	0.1125	0.1163	0.1200	0.1234	0.1267	0.1298	0.1326	0.1353	0.1377
8	0.0692	0.0731	0.0771	0.0810	0.0849	0.0887	0.0925	0.0962	0.0998	0.1033
9	0.0392	0.0423	0.0454	0.0486	0.0519	0.0552	0.0586	0.0620	0.0654	0.0688
10	0.0200	0.0220	0.0241	0.0262	0.0285	0.0309	0.0334	0.0359	0.0386	0.0413
11	0.0093	0.0104	0.0116	0.0129	0.0143	0.0157	0.0173	0.0190	0.0207	0.0225
12	0.0039	0.0045	0.0051	0.0058	0.0065	0.0073	0.0082	0.0092	0.0102	0.0113
13	0.0015	0.0018	0.0021	0.0024	0.0028	0.0032	0.0036	0.0041	0.0046	0.0052
14	0.0006	0.0007	0.0008	0.0009	0.0011	0.0013	0.0015	0.0017	0.0019	0.0022
15	0.0002	0.0002	0.0003	0.0003	0.0004	0.0005	0.0006	0.0007	0.0008	0.0009
16	0.0001	0.0001	0.0001	0.0001	0.0001	0.0002	0.0002	0.0002	0.0003	0.0003
17	0.0000	0.0000	0.0000	0.0000	0.0000	0.0000	0.0001	0.0001	0.0001	0.0001

X	λ = 6.1	6.2	6.3	6.4	6.5	6.6	6.7	6.8	6.9	7.0
0	0.0022	0.0020	0.0018	0.0017	0.0015	0.0014	0.0012	0.0011	0.0010	0.0009
1	0.0137	0.0126	0.0116	0.0106	0.0098	0.0090	0.0082	0.0076	0.0070	0.0064
2	0.0417	0.0390	0.0364	0.0340	0.0318	0.0296	0.0276	0.0258	0.0240	0.0223
3	0.0848	0.0806	0.0765	0.0726	0.0688	0.0652	0.0617	0.0584	0.0552	0.0521
4	0.1294	0.1249	0.1205	0.1162	0.1118	0.1076	0.1034	0.0992	0.0952	0.0912
5	0.1579	0.1549	0.1519	0.1487	0.1454	0.1420	0.1385	0.1349	0.1314	0.1277
6	0.1605	0.1601	0.1595	0.1586	0.1575	0.1562	0.1546	0.1529	0.1511	0.1490
7	0.1399	0.1418	0.1435	0.1450	0.1462	0.1472	0.1480	0.1486	0.1489	0.1490
8	0.1066	0.1099	0.1130	0.1160	0.1188	0.1215	0.1240	0.1263	0.1284	0.1304
9	0.0723	0.0757	0.0791	0.0825	0.0858	0.0891	0.0923	0.0954	0.0985	0.1014
10	0.0441	0.0469	0.0498	0.0528	0.0558	0.0588	0.0618	0.0649	0.0679	0.0710
11	0.0245	0.0265	0.0285	0.0307	0.0330	0.0353	0.0377	0.0401	0.0426	0.0452
12	0.0124	0.0137	0.0150	0.0164	0.0179	0.0194	0.0210	0.0277	0.0245	0.0264
13	0.0058	0.0065	0.0073	0.0081	0.0089	0.0098	0.0108	0.0119	0.0130	0.0142
14	0.0025	0.0029	0.0033	0.0037	0.0041	0.0046	0.0052	0.0058	0.0064	0.0071

X	λ = 6.1	6.2	6.3	6.4	6.5	6.6	6.7	6.8	6.9	7.0
15	0.0010	0.0012	0.0014	0.0016	0.0018	0.0020	0.0023	0.0026	0.0029	0.0033
16	0.0004	0.0005	0.0005	0.0006	0.0007	0.0008	0.0010	0.0011	0.0013	0.0014
17	0.0001	0.0002	0.0002	0.0002	0.0003	0.0003	0.0004	0.0004	0.0005	0.0006
18	0.0000	0.0001	0.0001	0.0001	0.0001	0.0001	0.0001	0.0002	0.0002	0.0002
19	0.0000	0.0000	0.0000	0.0000	0.0000	0.0000	0.0000	0.0001	0.0001	0.0001

	λ									
X	**7.1**	**7.2**	**7.3**	**7.4**	**7.5**	**7.6**	**7.7**	**7.8**	**7.9**	**8.0**
0	0.0008	0.0007	0.0007	0.0006	0.0006	0.0005	0.0005	0.0004	0.0004	0.0003
1	0.0059	0.0054	0.0049	0.0045	0.0041	0.0038	0.0035	0.0032	0.0029	0.0027
2	0.0208	0.0194	0.0180	0.0167	0.0156	0.0145	0.0134	0.0125	0.0116	0.0107
3	0.0492	0.0464	0.0438	0.0413	0.0389	0.0366	0.0345	0.0324	0.0305	0.0286
4	0.0874	0.0836	0.0799	0.0764	0.0729	0.0696	0.0663	0.0632	0.0602	0.0573
5	0.1241	0.1204	0.1167	0.1130	0.1094	0.1057	0.1021	0.0986	0.0951	0.0916
6	0.1468	0.1445	0.1420	0.1394	0.1367	0.1339	0.1311	0.1282	0.1252	0.1221
7	0.1489	0.1486	0.1481	0.1474	0.1465	0.1454	0.1442	0.1428	0.1413	0.1396
8	0.1321	0.1337	0.1351	0.1363	0.1373	0.1382	0.1388	0.1392	0.1395	0.1396
9	0.1042	0.1070	0.1096	0.1121	0.1144	0.1167	0.1187	0.1207	0.1224	0.1241
10	0.0740	0.0770	0.0800	0.0829	0.0858	0.0887	0.0914	0.0941	0.0967	0.0993
11	0.0478	0.0504	0.0531	0.0558	0.0585	0.0613	0.0640	0.0667	0.0695	0.0722
12	0.0283	0.0303	0.0323	0.0344	0.0366	0.0388	0.0411	0.0434	0.0457	0.0481
13	0.0154	0.0168	0.0181	0.0196	0.0211	0.0227	0.0243	0.0260	0.0278	0.0296
14	0.0078	0.0086	0.0095	0.0104	0.0113	0.0123	0.0134	0.0145	0.0157	0.0169
15	0.0037	0.0041	0.0046	0.0051	0.0057	0.0062	0.0069	0.0075	0.0083	0.0090
16	0.0016	0.0019	0.0021	0.0024	0.0026	0.0030	0.0033	0.0037	0.0041	0.0045
17	0.0007	0.0008	0.0009	0.0010	0.0012	0.0013	0.0015	0.0017	0.0019	0.0021
18	0.0003	0.0003	0.0004	0.0004	0.0005	0.0006	0.0006	0.0007	0.0008	0.0009
19	0.0001	0.0001	0.0001	0.0002	0.0002	0.0002	0.0003	0.0003	0.0003	0.0004
20	0.0000	0.0000	0.0001	0.0001	0.0001	0.0001	0.0001	0.0001	0.0001	0.0002
21	0.0000	0.0000	0.0000	0.0000	0.0000	0.0000	0.0000	0.0000	0.0001	0.0001

	λ									
X	**8.1**	**8.2**	**8.3**	**8.4**	**8.5**	**8.6**	**8.7**	**8.8**	**8.9**	**9.0**
0	0.0003	0.0003	0.0002	0.0002	0.0002	0.0002	0.0002	0.0002	0.0001	0.0001
1	0.0025	0.0023	0.0021	0.0019	0.0017	0.0016	0.0014	0.0013	0.0012	0.0011
2	0.0100	0.0092	0.0086	0.0079	0.0074	0.0068	0.0063	0.0058	0.0054	0.0050
3	0.0269	0.0252	0.0237	0.0222	0.0208	0.0195	0.0183	0.0171	0.0160	0.0150
4	0.0544	0.0517	0.0491	0.0466	0.0443	0.0420	0.0398	0.0377	0.0357	0.0337
5	0.0882	0.0849	0.0816	0.0784	0.0752	0.0722	0.0692	0.0663	0.0635	0.0607
6	0.1191	0.1160	0.1128	0.1097	0.1066	0.1034	0.1003	0.0972	0.0941	0.0911
7	0.1378	0.1358	0.1338	0.1317	0.1294	0.1271	0.1247	0.1222	0.1197	0.1171
8	0.1395	0.1392	0.1388	0.1382	0.1375	0.1366	0.1356	0.1344	0.1332	0.1318
9	0.1256	0.1269	0.1280	0.1290	0.1299	0.1306	0.1311	0.1315	0.1317	0.1318
10	0.1017	0.1040	0.1063	0.1084	0.1104	0.1123	0.1140	0.1157	0.1172	0.1186
11	0.0749	0.0776	0.0802	0.0828	0.0853	0.0878	0.0902	0.0925	0.0948	0.0970
12	0.0505	0.0530	0.0555	0.0579	0.0604	0.0629	0.0654	0.0679	0.0703	0.0728
13	0.0315	0.0334	0.0354	0.0374	0.0395	0.0416	0.0438	0.0459	0.0481	0.0504
14	0.0182	0.0196	0.0210	0.0225	0.0240	0.0256	0.0272	0.0289	0.0306	0.0324
15	0.0098	0.0107	0.0116	0.0126	0.0136	0.0147	0.0158	0.0169	0.0182	0.0194
16	0.0050	0.0055	0.0060	0.0066	0.0072	0.0079	0.0086	0.0093	0.0101	0.0109
17	0.0024	0.0026	0.0029	0.0033	0.0036	0.0040	0.0044	0.0048	0.0053	0.0058
18	0.0011	0.0012	0.0014	0.0015	0.0017	0.0019	0.0021	0.0024	0.0026	0.0029
19	0.0005	0.0005	0.0006	0.0007	0.0008	0.0009	0.0010	0.0011	0.0012	0.0014
20	0.0002	0.0002	0.0002	0.0003	0.0003	0.0004	0.0004	0.0005	0.0005	0.0006
21	0.0001	0.0001	0.0001	0.0001	0.0001	0.0002	0.0002	0.0002	0.0002	0.0003

	λ									
X	9.1	9.2	9.3	9.4	9.5	9.6	9.7	9.8	9.9	10
0	0.0001	0.0001	0.0001	0.0001	0.0001	0.0001	0.0001	0.0001	0.0001	0.0000
1	0.0010	0.0009	0.0009	0.0008	0.0007	0.0007	0.0006	0.0005	0.0005	0.0005
2	0.0046	0.0043	0.0040	0.0037	0.0034	0.0031	0.0029	0.0027	0.0025	0.0023
3	0.0140	0.0131	0.0123	0.0115	0.0107	0.0100	0.0093	0.0087	0.0081	0.0076
4	0.0319	0.0302	0.0285	0.0269	0.0254	0.0240	0.0226	0.0213	0.0201	0.0189
5	0.0581	0.0555	0.0530	0.0506	0.0483	0.0460	0.0439	0.0418	0.0398	0.0378
6	0.0881	0.0851	0.0822	0.0793	0.0764	0.0736	0.0709	0.0682	0.0656	0.0631
7	0.1145	0.1118	0.1091	0.1064	0.1037	0.1010	0.0982	0.0955	0.0928	0.0901
8	0.1302	0.1286	0.1269	0.1251	0.1232	0.1212	0.1191	0.1170	0.1148	0.1126
9	0.1317	0.1315	0.1311	0.1306	0.1300	0.1293	0.1284	0.1274	0.1263	0.1251
10	0.1198	0.1210	0.1219	0.1228	0.1235	0.1241	0.1245	0.1249	0.1250	0.1251
11	0.0991	0.1012	0.1031	0.1049	0.1067	0.1083	0.1098	0.1112	0.1125	0.1137
12	0.0752	0.0776	0.0799	0.0822	0.0844	0.0866	0.0888	0.0908	0.0928	0.0948
13	0.0526	0.0549	0.0572	0.0594	0.0617	0.0640	0.0662	0.0685	0.0707	0.0729
14	0.0342	0.0361	0.0380	0.0399	0.0419	0.0439	0.0459	0.0479	0.0500	0.0521
15	0.0208	0.0221	0.0235	0.0250	0.0265	0.0281	0.0297	0.0313	0.0330	0.0347
16	0.0118	0.0127	0.0137	0.0147	0.0157	0.0168	0.0180	0.0192	0.0204	0.0217
17	0.0063	0.0069	0.0075	0.0081	0.0088	0.0095	0.0103	0.0111	0.0119	0.0128
18	0.0032	0.0035	0.0039	0.0042	0.0046	0.0051	0.0055	0.0060	0.0065	0.0071
19	0.0015	0.0017	0.0019	0.0021	0.0023	0.0026	0.0028	0.0031	0.0034	0.0037
20	0.0007	0.0008	0.0009	0.0010	0.0011	0.0012	0.0014	0.0015	0.0017	0.0019
21	0.0003	0.0003	0.0004	0.0004	0.0005	0.0006	0.0006	0.0007	0.0008	0.0009
22	0.0001	0.0001	0.0002	0.0002	0.0002	0.0002	0.0003	0.0003	0.0004	0.0004
23	0.0000	0.0001	0.0001	0.0001	0.0001	0.0001	0.0001	0.0001	0.0002	0.0002
24	0.0000	0.0000	0.0000	0.0000	0.0000	0.0000	0.0000	0.0001	0.0001	0.0001

Valeurs tabulées de **la loi normale : table bilatérale**
Soit Z une variable aléatoire qui suit la loi normale centrée réduite N(0; 1). La table ci-dessous donne, pour un α choisi, la valeur $z\alpha$ telle que $P(|Z| \geq z_\alpha) = \alpha$.

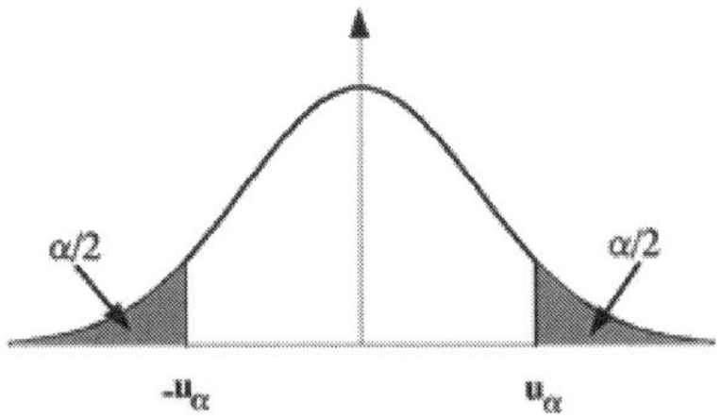

Comment lire la table : α correspond à la probabilité de se trouver à l'extérieur des seuils. La première colonne du tableau donne le premier chiffre après la virgule pour α alors que la première ligne du tableau donne le second chiffre après la virgule pour α. A l'intérieur du tableau, on trouve les seuils $u\alpha$ en valeur absolue.
Par exemple : le seuil de 1,96 correspond à une probabilité α de 0,05
le seuil de 1,64 correspond à une probabilité α de 0,1

α	0,00	0,01	0,02	0,03	0,04	0,05	0,06	0,07	0,08	0,09
0,00	∞	2,576	2,326	2,170	2,054	1,960	1,881	1,812	1,751	1,695
0,10	1,645	1,598	1,555	1,514	1,476	1,440	1,405	1,372	1,341	1,311
0,20	1,282	1,254	1,227	1,200	1,175	1,150	1,126	1,103	1,080	1,058
0,30	1,036	1,015	0,994	0,974	0,954	0,935	0,915	0,896	0,878	0,860
0,40	0,842	0,824	0,806	0,789	0,772	0,755	0,739	0,722	0,706	0,690
0,50	0,674	0,659	0,643	0,628	0,613	0,598	0,583	0,568	0,553	0,539
0,60	0,524	0,510	0,496	0,482	0,468	0,454	0,440	0,426	0,412	0,399
0,70	0,385	0,372	0,358	0,345	0,332	0,319	0,305	0,292	0,279	0,266
0,80	0,253	0,240	0,228	0,215	0,202	0,189	0,176	0,164	0,151	0,138
0,90	0,126	0,113	0,100	0,088	0,075	0,063	0,050	0,038	0,025	0,013

TABLE POUR LES PETITES VALEURS DE LA PROBABILITÉ α

α	0,001	0,000 1	0,000 01	0,000 001	0,000 000 1	0,000 000 01	0,000 000 001
u	3,29053	3,89059	4,41717	4,89164	5,32672	5,73073	6,10941

Valeurs tabulées de **la loi normale : table unilatérale**
Soit U une variable aléatoire qui suit la loi normale centrée réduite N(0; 1). La table ci-dessous donne, pour un β choisi, la valeur u telle que P(U < u) = β

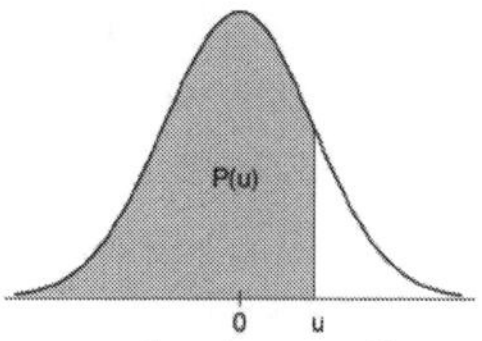

Comment lire la table : Ce tableau donne la probabilité d'être inférieur au seuil u. La première colonne du tableau donne le chiffre avant la virgule puis le premier chiffre après la virgule pour le seuil u, alors que la première ligne du tableau donne le second chiffre après la virgule pour le seuil u. A l'intérieur du tableau, on trouve les probabilités.
Par exemple : le seuil de 1,96 correspond à une probabilité de 97,5% de lui être inférieur
le seuil de 1,64 correspond à une probabilité de 94,95% de lui être inférieur

u	0	1	2	3	4	5	6	7	8	9
0,0	0,5000	0,5040	0,5080	0,5120	0,5160	0,5199	0,5239	0,5279	0,5319	0,5359
0,1	0,5398	0,5438	0,5478	0,5517	0,5557	0,5596	0,5636	0,5675	0,5714	0,5753
0,2	0,5793	0,5832	0,5871	0,5910	0,5948	0,5987	0,6026	0,6064	0,6103	0,6141
0,3	0,6179	0,6217	0,6255	0,6293	0,6331	0,6368	0,6406	0,6443	0,6480	0,6517
0,4	0,6554	0,6591	0,6628	0,6664	0,6700	0,6736	0,6772	0,6808	0,6844	0,6879
0,5	0,6915	0,6950	0,6985	0,7019	0,7054	0,7088	0,7123	0,7157	0,7190	0,7224
0,6	0,7257	0,7291	0,7324	0,7357	0,7389	0,7422	0,7454	0,7486	0,7517	0,7549
0,7	0,7580	0,7611	0,7642	0,7673	0,7704	0,7734	0,7764	0,7794	0,7823	0,7852
0,8	0,7881	0,7910	0,7939	0,7967	0,7995	0,8023	0,8051	0,8078	0,8106	0,8133
0,9	0,8159	0,8186	0,8212	0,8238	0,8264	0,8289	0,8315	0,8340	0,8365	0,8389
1,0	0,8413	0,8438	0,8461	0,8485	0,8508	0,8531	0,8554	0,8577	0,8599	0,8621
1,1	0,8643	0,8665	0,8686	0,8708	0,8729	0,8749	0,8770	0,8790	0,8810	0,8830
1,2	0,8849	0,8869	0,8888	0,8907	0,8925	0,8944	0,8962	0,8980	0,8997	0,9015
1,3	0,9032	0,9049	0,9066	0,9082	0,9099	0,9115	0,9131	0,9147	0,9162	0,9177
1,4	0,9192	0,9207	0,9222	0,9236	0,9251	0,9265	0,9279	0,9292	0,9306	0,9319
1,5	0,9332	0,9345	0,9357	0,9370	0,9382	0,9394	0,9406	0,9418	0,9429	0,9441
1,6	0,9452	0,9463	0,9474	0,9484	0,9495	0,9505	0,9515	0,9525	0,9535	0,9545
1,7	0,9554	0,9564	0,9573	0,9582	0,9591	0,9599	0,9608	0,9616	0,9625	0,9633
1,8	0,9641	0,9649	0,9656	0,9664	0,9671	0,9678	0,9686	0,9693	0,9699	0,9706
1,9	0,9713	0,9719	0,9726	0,9732	0,9738	0,9744	0,9750	0,9756	0,9761	0,9767
2,0	0,9772	0,9778	0,9783	0,9788	0,9793	0,9798	0,9803	0,9808	0,9812	0,9817
2,1	0,9821	0,9826	0,9830	0,9834	0,9838	0,9842	0,9846	0,9850	0,9854	0,9857
2,2	0,9861	0,9864	0,9868	0,9871	0,9875	0,9878	0,9881	0,9884	0,9887	0,9890
2,3	0,9893	0,9896	0,9898	0,9901	0,9904	0,9906	0,9909	0,9911	0,9913	0,9916
2,4	0,9918	0,9920	0,9922	0,9925	0,9927	0,9929	0,9931	0,9932	0,9934	0,9936
2,5	0,9938	0,9940	0,9941	0,9943	0,9945	0,9946	0,9948	0,9949	0,9951	0,9952
2,6	0,9953	0,9955	0,9956	0,9957	0,9959	0,9960	0,9961	0,9962	0,9963	0,9964
2,7	0,9965	0,9966	0,9967	0,9968	0,9969	0,9970	0,9971	0,9972	0,9973	0,9974
2,8	0,9974	0,9975	0,9976	0,9977	0,9977	0,9978	0,9979	0,9979	0,9980	0,9981
2,9	0,9981	0,9982	0,9982	0,9983	0,9984	0,9984	0,9985	0,9985	0,9986	0,9986
3,0	0,9987	0,9987	0,9987	0,9988	0,9988	0,9989	0,9989	0,9989	0,9990	0,9990
3,1	0,9990	0,9991	0,9991	0,9991	0,9992	0,9992	0,9992	0,9992	0,9993	0,9993
3,2	0,9993	0,9993	0,9994	0,9994	0,9994	0,9994	0,9994	0,9995	0,9995	0,9995
3,3	0,9995	0,9995	0,9995	0,9996	0,9996	0,9996	0,9996	0,9996	0,9996	0,9997
3,4	0,9997	0,9997	0,9997	0,9997	0,9997	0,9997	0,9997	0,9997	0,9997	0,9998
3,5	0,9998	0,9998	0,9998	0,9998	0,9998	0,9998	0,9998	0,9998	0,9998	0,9998
3,6	0,9998	0,9998	0,9999	0,9999	0,9999	0,9999	0,9999	0,9999	0,9999	0,9999
3,7	0,9999	0,9999	0,9999	0,9999	0,9999	0,9999	0,9999	0,9999	0,9999	0,9999
3,8	0,9999	0,9999	0,9999	0,9999	0,9999	0,9999	0,9999	0,9999	0,9999	0,9999
3,9	1,0000	1,0000	1,0000	1,0000	1,0000	1,0000	1,0000	1,0000	1,0000	1,0000

Valeurs tabulées de **la loi du chi-deux** à *v* degrés de liberté

Soit K une variable aléatoire qui suit la loi du chi-deux à *v* degrés de liberté $\chi 2(v)$. La table ci-dessous donne, pour un α et un *v* choisis, la valeur $k\alpha(v)$ telle que P $(K \geq k\alpha(v)) = \alpha$.

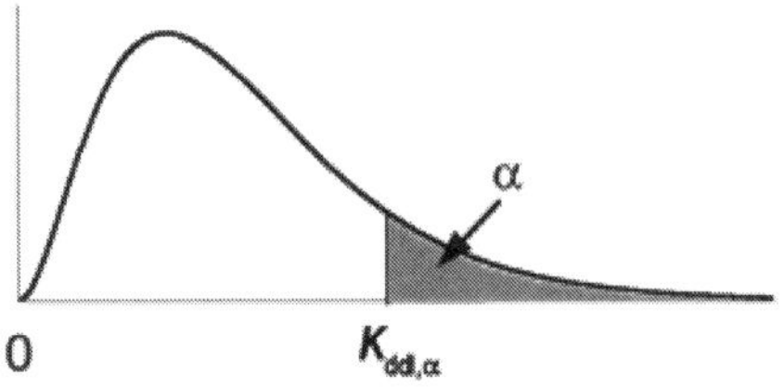

Comment lire la table : Ce tableau donne la probabilité d'être supérieur au seuil k. La probabilité α se trouve dans la première ligne du tableau alors que les seuils k se situent à l'intérieur du tableau.

Par exemple : pour un seul degré de liberté, la probabilité d'obtenir une valeur supérieure à 3,84 est de 5%. Pour deux degrés de liberté, la probabilité d'obtenir une valeur supérieure à 5,99 est de 5%.

ν \ α	0,99	0,975	0,95	0,90	0,10	0,05	0,025	0,01	0,001
1	0,0002	0,001	0,004	0,016	2,71	3,84	5,02	6,63	10,83
2	0,02	0,05	0,10	0,21	4,61	5,99	7,38	9,21	13,82
3	0,11	0,22	0,35	0,58	6,25	7,81	9,35	11,34	16,27
4	0,30	0,48	0,71	1,06	7,78	9,49	11,14	13,28	18,47
5	0,55	0,83	1,15	1,61	9,24	11,07	12,83	15,09	20,51
6	0,87	1,24	1,64	2,20	10,64	12,59	14,45	16,81	22,46
7	1,24	1,69	2,17	2,83	12,02	14,07	16,01	18,48	24,32
8	1,65	2,18	2,73	3,49	13,36	15,51	17,53	20,09	26,12
9	2,09	2,70	3,33	4,17	14,68	16,92	19,02	21,67	27,88
10	2,56	3,25	3,94	4,87	15,99	18,31	20,48	23,21	29,59
11	3,05	3,82	4,57	5,58	17,28	19,68	21,92	24,73	31,26
12	3,57	4,40	5,23	6,30	18,55	21,03	23,34	26,22	32,91
13	4,11	5,01	5,89	7,04	19,81	22,36	24,74	27,69	34,53
14	4,66	5,63	6,57	7,79	21,06	23,68	26,12	29,14	36,12
15	5,23	6,26	7,26	8,55	22,31	25,00	27,49	30,58	37,70
16	5,81	6,91	7,96	9,31	23,54	26,30	28,85	32,00	39,25
17	6,41	7,56	8,67	10,09	24,77	27,59	30,19	33,41	40,79
18	7,01	8,23	9,39	10,86	25,99	28,87	31,53	34,81	42,31
19	7,63	8,91	10,12	11,65	27,20	30,14	32,85	36,19	43,82
20	8,26	9,59	10,85	12,44	28,41	31,41	34,17	37,57	45,31

Valeurs tabulées de la **loi de Student** à *v* degrés de liberté
Soit T une variable aléatoire qui suit la loi de Student à *v* degrés de liberté $T(v)$. La table ci-dessous donne, pour un α et un *v* choisis, la valeur $t\alpha(v)$ telle que $P(|T| \geq t\alpha(v)) = \alpha$.

Comment lire la table : Ce tableau donne la probabilité d'être à l'extérieur du seuil t (t ou –t) exprimé en valeur absolue. La probabilité α se trouve dans la première ligne du tableau alors que les seuils t (exprimés en valeur absolue) se situent à l'intérieur du tableau.
Par exemple : pour un seul degré de liberté, la probabilité d'obtenir une valeur à l'extérieur de 12,7 ou de -12,7 est de 5%. Pour deux degrés de liberté, la probabilité d'obtenir une valeur à l'extérieur de 4,3 ou de -4,3 est de 5%.

ν \ α	0,90	0,50	0,30	0,20	0,10	0,05	0,02	0,01	0,001
1	0,158	1,000	1,963	3,078	6,314	12,706	31,821	63,657	636,619
2	0,142	0,816	1,386	1,886	2,920	4,303	6,965	9,925	31,598
3	0,137	0,765	1,250	1,638	2,353	3,182	4,541	5,841	12,924
4	0,134	0,741	1,190	1,533	2,132	2,776	3,747	4,604	8,610
5	0,132	0,727	1,156	1,476	2,015	2,571	3,365	4,032	6,869
6	0,131	0,718	1,134	1,440	1,943	2,447	3,143	3,707	5,959
7	0,130	0,711	1,119	1,415	1,895	2,365	2,998	3,499	5,408
8	0,130	0,706	1,108	1,397	1,860	2,306	2,896	3,355	5,041
9	0,129	0,703	1,100	1,383	1,833	2,262	2,821	3,250	4,781
10	0,129	0,700	1,093	1,372	1,812	2,228	2,764	3,169	4,587
11	0,129	0,697	1,088	1,363	1,796	2,201	2,718	3,106	4,437
12	0,128	0,695	1,083	1,356	1,782	2,179	2,681	3,055	4,318
13	0,128	0,694	1,079	1,350	1,771	2,160	2,650	3,012	4,221
14	0,128	0,692	1,076	1,345	1,761	2,145	2,624	2,977	4,140
15	0,128	0,691	1,074	1,341	1,753	2,131	2,602	2,947	4,073
16	0,128	0,690	1,071	1,337	1,746	2,120	2,583	2,921	4,015
17	0,128	0,689	1,069	1,333	1,740	2,110	2,567	2,898	3,965
18	0,127	0,688	1,067	1,330	1,734	2,101	2,552	2,878	3,922
19	0,127	0,688	1,066	1,328	1,729	2,093	2,539	2,861	3,883
20	0,127	0,687	1,064	1,325	1,725	2,086	2,528	2,845	3,850
21	0,127	0,686	1,063	1,323	1,721	2,080	2,518	2,831	3,819
22	0,127	0,686	1,061	1,321	1,717	2,074	2,508	2,819	3,792
23	0,127	0,685	1,060	1,319	1,714	2,069	2,500	2,807	3,767
24	0,127	0,685	1,059	1,318	1,711	2,064	2,492	2,797	3,745
25	0,127	0,684	1,058	1,316	1,708	2,060	2,485	2,787	3,725
26	0,127	0,684	1,058	1,315	1,706	2,056	2,479	2,779	3,707
27	0,127	0,684	1,057	1,314	1,703	2,052	2,473	2,771	3,690
28	0,127	0,683	1,056	1,313	1,701	2,048	2,467	2,763	3,674
29	0,127	0,683	1,055	1,311	1,699	2,045	2,462	2,756	3,659
30	0,127	0,683	1,055	1,310	1,697	2,042	2,457	2,750	3,646

Valeurs tabulées de **loi de Fisher F à *v*1 et *v*2** degrés de liberté (pour α = 0,05)

Soit F une variable aléatoire qui suit la loi de Fisher F à *v*1 et *v*2 degrés de liberté F(*v*1; *v*2). La table ci-dessous donne, pour un α, un *v*1 et un *v*2 choisis, la valeur fα(*v*1; *v*2) telle que P (F $\geq$ fα(*v*1; *v*2)) = α = 0,05.

ν_2 \ ν_1	1	2	3	4	5	6	8	10	15	20	30
1	161	300	216	225	230	234	239	242	246	248	250
2	18,5	19	19,2	19,2	19,3	19,3	19,4	19,4	19,4	19,4	19,5
3	10,1	9,55	9,28	9,12	9,01	8,94	8,85	8,79	8,70	8,66	8,62
4	7,71	6,94	6,59	6,39	6,26	6,16	6,04	5,96	5,86	5,80	5,75
5	6,61	5,79	5,41	5,19	5,05	4,95	4,82	4,74	4,62	4,56	4,50
6	5,99	5,14	4,76	4,53	4,39	4,28	4,15	4,06	3,94	3,87	3,81
7	5,59	4,74	4,35	4,12	3,97	3,87	3,73	3,64	3,51	3,44	3,38
8	5,32	4,46	4,07	3,84	3,69	3,58	3,44	3,35	3,22	3,15	3,08
9	5,12	4,26	3,86	3,63	3,48	3,37	3,23	3,14	3,01	2,94	2,86
10	4,96	4,10	3,71	3,48	3,33	3,22	3,07	2,98	2,85	2,77	2,70
11	4,84	3,98	3,59	3,36	3,20	3,09	2,95	2,85	2,72	2,65	2,57
12	4,75	3,89	3,49	3,26	3,11	3,00	2,85	2,75	2,62	2,54	2,47
13	4,67	3,81	3,41	3,18	3,03	2,92	2,77	2,67	2,53	2,46	2,38
14	4,60	3,74	3,34	3,11	2,96	2,85	2,70	2,60	2,46	2,39	2,31
15	4,54	3,68	3,29	3,06	2,90	2,79	2,64	2,54	2,40	2,33	2,25
16	4,49	3,63	3,24	3,01	2,85	2,74	2,59	2,49	2,35	2,28	2,19
17	4,45	3,59	3,20	2,96	2,81	2,70	2,55	2,45	2,31	2,23	2,15
18	4,41	3,55	3,16	2,93	2,77	2,66	2,51	2,41	2,27	2,19	2,11
19	4,38	3,52	3,13	2,90	2,74	2,63	2,48	2,38	2,23	2,16	2,07
20	4,35	3,49	3,10	2,87	2,71	2,60	2,45	2,35	2,20	2,12	2,04
22	4,30	3,44	3,05	2,82	2,66	2,55	2,40	2,30	2,15	2,07	1,98
24	4,26	3,40	3,01	2,78	2,62	2,51	2,36	2,25	2,11	2,03	1,94
26	4,23	3,37	2,98	2,74	2,59	2,47	2,32	2,22	2,07	1,99	1,90
28	4,20	3,34	2,95	2,71	2,56	2,45	2,29	2,19	2,04	1,96	1,87
30	4,17	3,32	2,92	2,69	2,53	2,42	2,27	2,16	2,01	1,93	1,84
40	4,08	3,23	2,84	2,61	2,45	2,34	2,18	2,08	1,92	1,84	1,74
50	4,03	3,18	2,79	2,56	2,40	2,29	2,13	2,03	1,87	1,78	1,69
60	4,00	3,15	2,76	2,53	2,37	2,25	2,10	1,99	1,84	1,75	1,65
80	3,96	3,11	2,72	2,49	2,33	2,21	2,06	1,95	1,79	1,70	1,60
100	3,94	3,09	2,70	2,46	2,31	2,19	2,03	1,93	1,77	1,68	1,57

Valeurs critiques pour le test de **Wilcoxon/Mann-Whitney : pour deux échantillons indépendants**. On choisit la plus petite somme des rangs (somme des rangs de l'échantillon 1 ou somme des rangs de l'échantillon 2), si cette plus petite somme des rangs est inférieure au seuil de la table on rejette Ho, sinon on ne peut pas rejeter Ho.

Comment lire la table : n1 et n2 représentent les tailles des deux échantillons, les seuils se situent à l'intérieur du tableau (ils représentent la borne inférieure de l'intervalle de pari de Ho).
Par exemple pour n1 = 7 et n2 =7 le seuil qui correspond est de 8

	n_2																			
n_1	**1**	**2**	**3**	**4**	**5**	**6**	**7**	**8**	**9**	**10**	**11**	**12**	**13**	**14**	**15**	**16**	**17**	**18**	**19**	**20**
1	-	-	-	-	-	-	-	-	-	-	-	-	-	-	-	-	-	-	-	-
2	-	-	-	-	-	-	-	0	0	0	0	1	1	1	1	1	2	2	2	2
3	-	-	-	-	0	1	1	2	2	3	3	4	4	5	5	6	6	7	7	8
4	-	-	-	0	1	2	3	4	4	5	6	7	8	9	10	11	11	12	13	13
5	-	-	0	1	2	3	5	6	7	8	9	11	12	13	14	15	17	18	19	20
6	-	-	1	2	3	5	6	8	10	11	13	14	16	17	19	21	22	24	25	27
7	-	-	1	3	5	6	8	10	12	14	16	18	20	22	24	26	28	30	32	34
8	-	0	2	4	6	8	10	13	15	17	19	22	24	26	29	31	34	36	38	41
9	-	0	2	4	7	10	12	15	17	21	23	26	28	31	34	37	39	42	45	48
10	-	0	3	5	8	11	14	17	20	23	26	29	33	36	39	42	45	48	52	55
11	-	0	3	6	9	13	16	19	23	26	30	33	37	40	44	47	51	55	58	62
12	-	1	4	7	11	14	18	22	26	29	33	37	41	45	49	53	57	61	65	69
13	-	1	4	8	12	16	20	24	28	33	37	41	45	50	54	59	63	67	72	76
14	-	1	5	9	13	17	22	26	31	36	40	45	50	55	59	64	67	74	78	83
15	-	1	5	10	14	19	24	29	34	39	44	49	54	59	64	70	75	80	85	90
16	-	1	6	11	15	21	26	31	37	42	47	53	59	64	70	75	81	86	92	98
17	-	2	6	11	17	22	28	34	39	45	51	57	63	67	75	81	87	93	99	105
18	-	2	7	12	18	24	30	36	42	48	55	61	67	74	80	86	93	99	106	112
19	-	2	7	13	19	25	32	38	45	52	58	65	72	78	85	92	99	106	113	119
20	-	2	8	14	20	27	34	41	48	55	62	69	76	83	90	98	105	112	119	127

Valeurs critiques du test des rangs pour **échantillons appariés, table de Wilcoxon** : On choisit la plus petite somme des rangs (somme des rangs des différences positives ou somme des rangs des différences négatives), si cette plus petite somme des rangs est inférieure au seuil de la table on rejette Ho, sinon on ne peut pas rejeter Ho. La table fournit la borne inférieure de l'intervalle de pari de Ho.

Comment lire la table : On considère habituellement, le degré de signification/risque alpha (α) pour le test bilatéral uniquement (valeurs d'α indiquées dans la seconde ligne de la table). Dans la première colonne de la table, on trouve le nombre total de paires/différences étudiées (le nombre de différences sans tenir compte des différences nulles), les seuils se situent à l'intérieur du tableau (ils représentent la borne inférieure de l'intervalle de pari de Ho).
Par exemple pour n = 10 le seuil qui correspond est de 8 pour un risque α bilatéral de 5% (risque habituellement utilisé).

	Degré de signification - test unilatéral		
	0.025	0.01	0.005
	Degré de signification - test bilatéral		
N	0.05	0.02	0.01
6	0	-	-
7	2	0	-
8	4	2	0
9	6	3	2
10	8	5	3
11	11	7	5
12	14	10	7
13	17	13	10
14	21	16	13
15	25	20	16
16	30	24	20
17	35	28	23
18	40	33	28
19	46	38	32
20	52	43	38
21	59	49	43
22	66	56	49
23	73	62	55
24	81	69	61
25	89	77	68

11) Corrections des exercices

Corrections des exercices : Série 1

Question 1 : A vrai B faux C vrai D faux E vrai

- n= 5 p=0,8 k=4

$P(X=4)= C^4_5\, 0,8^4 * (1-0,8)^{5-4} =0,41$ A vrai

- Moyenne = Espérance = n*p = 5 * 0,8 = 4 B faux
- Il s'agit d'événements répétés et indépendants les uns des autres. La probabilité de succès est toujours de 0,8 quels que soient les résultats précédents. C vrai D faux
- 2 sujets qui ont la même opinion : soit deux sujets satisfaits P(X=2), soit deux sujets tous les deux insatisfaits P(X=0) :

$P(X=2) = C^2_2\, 0,8^2 * (1-0,8)^0 = 0,64$

$P(X=0) = C^0_2\, 0,8^0 * (1-0,8)^2 = 0,04$

0,64 + 0,04 = 0,68 E vrai

Question 2 : A vrai B faux C faux D vrai E faux

- Deux événements possibles : satisfait ou pas satisfait - Il s'agit d'une expérience aléatoire qualitative binaire A vrai B faux C faux

- La probabilité qu'un sujet soit satisfait est constante, égale à 0,8 et est indépendante des événements qui précédent ou suivent. D vrai E faux

Question 3 : A vrai B faux C vrai D faux E faux

-Plus la sensibilité est grande, plus la fréquence des faux négatifs parmi les malades est faible car Se ≈ VP/(VP + FN) A vrai

-La sensibilité n'est pas affectée par la fréquence des faux Positifs , car Se ≈ VP/(VP + FN) B faux

-Dans le cas d'un échantillon non représentatif, la détermination de la valeur prédictive positive nécessite de connaître la prévalence de la maladie

$$VPP = \frac{[Se * P(M)]}{[Se * P(M) + (1 - Spé) * (1 - P(M))]}$$ C vrai

-La prévalence (proportion de malades dans la population) n'a pas d'influence ni sur la sensibilité, ni sur la spécificité D faux

-La valeur prédictive positive est différente de 50%.

$$VPP = \frac{[Se * P(M)]}{[Se * P(M) + (1 - Spé) * (1 - P(M))]} = \frac{0,9 *0,1}{0,9 * 0,1 + (1-0,8)*(1-0,1)} = 1/3$$ E faux

Question 4 : A vrai B faux C faux D vrai E faux

- Pour la spécificité, on considère uniquement les non malades (sains). La spécificité représente la proportion de non malades qui ont un test négatif (valeur supérieure à 165). La proportion des non malades qui ont une valeur supérieure à 165 (test négatif) est de 89%, car la proportion de non malades qui ont une valeur inférieure à 165 (test positif) est de 11% (il s'agit du complémentaire).

A vrai B faux C faux

- Pour la sensibilité, on considère uniquement les malades. La spécificité représente la proportion de malades qui ont un test positif (une valeur inférieure à 165) : 87%

D vrai E faux

Question 5 : A Faux B vrai C faux D vrai E faux

- Spé = P(NonM>165) = $P(Z>\frac{165-170}{5})$ = P(Z>-1) = 84% A Faux

- S = P(M<165) = $P(Z<\frac{165-160}{10})$ = P(Z<0,5) = 84% B vrai C faux

- Spé = P(NonM>Seuil) = 97,5% = P(Z> -2) avec $Z = \frac{Seuil - 170}{5} = -2$: Seuil = 160 D vrai E faux

Question 6 : A vrai B vrai C faux D vrai E faux

Pour un test unique donné, 20% des sujets sains ont un test positif, donc 80% des sujets sains ont un test négatif, c'est la définition de la spécificité : A vrai

- n= 10 p=0,8 k=10

Spé = $P(X=10)= C^{10}_{10} 0,8^{10} * (1-0,8)^{10-10} = 0,8^{10} = 0,41$ B vrai C faux

-On considère ce bilan comme positif dès qu'un test au moins est positif, la spécificité globale de ce bilan est de 11% (les dix tests doivent tous être négatifs pour une personne saine) : Spé = P(X=10) = 11% D vrai E faux

Question 7 : A faux B vrai C faux D faux E faux

Probabilité d'être fumeur et d'avoir un cancer :

P(fumer n Cancer) = P(Cancer/fumer) * P(fumer) = 10/1000 * 0,2 = 0,002

Question 8 : A vrai B faux C vrai D faux E vrai

- Si le Test est positif, probabilité d'un sujet malade : c'est la définition de la VPP

$$VPP = \frac{[Se * P(M)]}{[Se * P(M) + (1 - Spé) * (1 - P(M))]} = \frac{0,95 * 0,8}{0,95*0,8+(1-0,8)*(1-0,8)} = 0,95$$ A vrai B faux

- Si le Test est négatif, probabilité d'un sujet non malade : c'est la définition de la VPN

$$VPN = \frac{[Spé * (1 - P(M))]}{[(1-Se)*P(M) + Spé * (1 - P(M))]} = \frac{0,8 * 0,2}{(1-0,95) *0,8 +0,8*((1-0,8)} = 0,8$$ C vrai D faux

-Probabilité d'erreur (P(E))

Formule des probabilités totales :

P(E)= P(T-/M) * P(M) + P(T+/NonM) * P(NonM) = (1-Se) * P(M) + (1-Spé) * (1-P(M)) =

= (1-0,95)*0,8 + (1-0,8) * 0,2 = 8% E vrai

Question 9 : A faux B vrai C faux D vrai E faux

N= 300 et p = 3% : Loi binomiale

Np = 9 > 5 et N * (1-p) = 291 > 5 : On peut donc utiliser une approximation à l'aide de la loi normale.

Espérance = Np = 9

Variance = N*p*(1-p) = 8,73

Np suit donc une loi normale : N(9 ;√8,73)

-P(X>12) = $P(Z> \frac{12-9}{\sqrt{8,73}})$ = P(Z>1) = 16% A faux B vrai C faux

-P(12<X<15) = P(X>12) – P(X>15) = 16% - P(X>15)

P(X>15) = $P(Z> \frac{15-9}{\sqrt{8,73}})$ = P(Z>2) = 2,3%

P(12<X<15) = P(X>12) – P(X>15) = 16% - P(X>15) = 16% - 2,3% = 13,7% D vrai E faux

Question 10 : A faux B vrai C faux D vrai E faux
N= 300 et p = 3%/2 = 1,5% : Loi binomiale
-Variance = N*p*(1-p) = 300 * 0,015 * 0,985 = 4,43 A faux B vrai C faux

-Np = 300 * 0,015 = 4,5 < 5 : Pas d'approximation possible à la loi normale
$P(X \leq 2) = P(X=0) + P(X=1) + P(X=2)$
P petit (inférieur à 0,1) et N grand : Approximation à l'aide de la loi de Poisson avec $\lambda = N*p = 4{,}5$
$P(X=0) + P(X=1) + P(X=2) = (e^{-4,5})*4{,}5^0/0! + (e^{-4,5})*4{,}5^1/1! + (e^{-4,5})*4{,}5^2/2! = 17{,}4\%$
D vrai E faux

Question 11 : A faux B faux C vrai D faux E faux
P(Vac) = 0,75 P(Vac/+40) = 0,5 P(+40) = 0,4
P(Vac/-40) = ?

- Formule des Probabilité totales :
P(Vac) = P(Vac/+40) * P(+40) + P(Vac/-40) *P(-40) = 0,5 * 0,4 + x * (1-0,4) = 0,75
X = 0,55/0,6 = 11/12 A faux B faux C vrai D faux E faux

Question 12 : A vrai B faux C faux D faux E faux
P(+40/NonVac) = ?
P(NonVac) = 0,25 P(NonVac/+40) = 1 - P(Vac/+40) = 1 – 0,5 = 0,5 P(+40) = 0,4

-Formule bayesienne :
$$P(+40/NonVac) = \frac{P(NonVac/+40) * P(+40)}{P(NonVac)} = \frac{0{,}5 * 0{,}4}{0{,}25} = 4/5$$
A vrai B faux C faux D faux E faux

Question 13 : A vrai B faux C vrai D faux E faux
$-P(X>3) = 1 - P(X<3) = 1 - (1-e^{-3/4}) = e^{-3/4} = 0{,}47$ A vrai B faux
P(X>3/X>2) = P(X>2+1/X>2) = P(X>1) : Propriété de la loi exponentielle, il s'agit d'une loi « sans mémoire ».

$-P(X>1) = 1 - P(X<1) = 1 - (1-e^{-1/4}) = e^{-1/4} = 0{,}78$ C vrai D faux

-Variance de la loi exponentielle = $(1/\lambda)^2$ Espérance = $1/\lambda = 4$

-Variance = $(4)^2 = 16$ E faux

Question 14 : A vrai B faux C faux D vrai E faux
$-P(X\geq 4) = 1-P(X<4) = 1 - [P(X=0) + P(X=1) + P(X=2) + P(X=3)] = 1 - [(e^{-3})*3^0/0! + (e^{-3})*3^1/1! + (e^{-3})*3^2/2! + (e^{-3})*3^3/3!] = 1 - (0{,}65) = 0{,}35$ A vrai B faux
Voir la table de la loi de Poisson

$-P(4 \leq X \leq 6) = P(X=4) + P(X=5) + P(X=6) = 0{,}168 + 0{,}1 + 0{,}05 = 0{,}32$ C faux D vrai E faux
Voir la table de la loi de Poisson

Correction des exercices : série 2

Question 1 : **A faux B faux C vrai D faux E faux**
- X suit une loi normale de type N(172 ;10)
La moyenne d'un échantillon de 100 valeurs suit une loi normale de type $N(172 ;10/\sqrt{100}) = N(172 ;1)$

Probabilité que la moyenne (m) soit supérieure à 173,96 (table unilatérale de la loi normale):
$P(m>173,96) = P(Z>\frac{173,96-172}{1}) = P(Z>1,96) = 2,5\%$ A faux B faux C vrai D faux

-$n>30$: donc les conditions de validité du théorème Central Limite sont respectées E faux
avec n : taille de l'échantillon = 100

Question 2 : A vrai B faux C faux D vrai E faux

- Un échantillon représente une partie de la population A vrai B faux
- pour qu'un échantillon soit représentatif, il faut que la sélection soit aléatoire avec une probabilité égale d'être sélectionné pour tous les individus de la population. C faux D vrai
- Si la taille de l'échantillon est supérieure à 30, la <u>moyenne</u> de l'échantillon suit une loi normale (théorème central limite) et non pas les valeurs individuelles de cet échantillon. E faux

Question 3 : A vrai B faux C faux D vrai E faux

- X suit une loi normale de type N(75 ;15)

$P(60<X<70) = P(X>60) - P(X>70)$

$P(X>60) = P(X>\frac{60-75}{15}) = P(Z > -1) = P(Z < 1) = 1 - P(Z<1) = 84\%$

$P(X>70) = P(X>\frac{70-75}{15}) = P(Z > -1/3) = P(Z < 1/3) = 1 - P(Z<1/3) = 63\%$

$P(60<X<70) = P(X>60) - P(X>70) = 84\% - 63\% = 21\%$ en utilisant la table unilatérale de la loi normale
A vrai B faux C faux

- $P(X>72) = P(X>\frac{72-75}{15}) = P(Z > -1/5) = P(Z < 1/5) = 1 - P(Z<1/5) = 58\%$ en utilisant la table unilatérale de la loi normale D vrai E faux

Question 4 : A vrai B faux C vrai D vrai E faux

-Variance : $S^2 = \frac{\Sigma_i(m - x_i)^2}{n-1} = \frac{\Sigma_i x_i^2 - \frac{(\Sigma_i x_i)^2}{n}}{n-1} = \frac{2516 - 500^2/100}{99} = 0,16$ A vrai

- $IP_{99\%} = [4,8 - 2,57*0,4/\sqrt{100} ; 4,8 + 2,57*0,4/\sqrt{100}] = [4,7 ; 4,9]$ B faux C vrai
Le calcul de l'intervalle de pari est basé sur des valeurs théoriques

- $IC_{99\%} = [5 - 2,57*0,4/\sqrt{100} ; 5 + 2,57*0,4/\sqrt{100}] = [4,9 ; 5,1]$ D vrai E faux
Moyenne de l'échantillon = 500/100 = 5
Ecart-type de l'échantillon = $\sqrt{0,16} = 0,4$
Le calcul de l'intervalle de confiance est basé sur des valeurs de l'échantillon

Question 5 : A faux B faux C vrai D faux E faux

Précision = $z_{1-\alpha/2} * \sigma/\sqrt{n}$
Si n est multiplié par 4 : $z_{1-\alpha/2} * \sigma/\sqrt{(4*n)}$ est divisée par 2 (à cause de la racine carrée) C vrai

Question 6 : A vrai B faux C faux D vrai E faux

– $\pi \in [p - z_{1-\alpha/2} * \sqrt{(p(1-p)/n)} ; p + z_{1-\alpha/2} * \sqrt{(p(1-p)/n)}] = [0,2-1,96*\sqrt{(0,2*0,8)/100} ; 0,2 + 1,96* \sqrt{(0,2*0,8)/100}] = [0,12 ;0,28]$ A vrai B faux
– $\pi \in [np - z_{1-\alpha/2} * \sqrt{(p(1-p)*n)} ; p + z_{1-\alpha/2} * \sqrt{(p(1-p)*n)}] = [100*0,2-1,645*\sqrt{(0,2*0,8*100)} ; 0,2 * 100+ 1,645* \sqrt{(0,2*0,8*100)}] = [13,5 ;26,5]$ C faux D vrai
- Conditions de validité :
1er cas : $0,12*100 > 5$: Condition respectée (pire des cas)
2ème cas : $13,5 > 5$: Condition respectée (pire des cas) E faux

Question 7 : A faux B faux C vrai D vrai E vrai
-Si X_i, suit la loi normale centrée réduite N(0;1) alors :
$Y = \sum^{n}_{i=1} (X_i)^2$ suit la loi du khi deux à n degrés de liberté (n étant le nombre de variables X centrées réduites) A faux B faux C vrai

-Avec Espérance : E(Y) = n pour 3 degrés de liberté : espérance = 3 D vrai
-P(Y<3,84) = 95% pour 1 degré de liberté si Y suit une loi du Khi² (voir la table du Khi deux) E vrai

Question 8 : A vrai B faux C vrai D faux E faux
-E(X1+X2+X3+X4) = E(X1) + E(X2) +E(X3) +E(X4) = 15 + 17 + 8 + 10 = 50 A vrai

- V(X1+X2+X3+X4) = V(X1) + V(X2) +V(X3) +V(X4) = $5^2 + 3^2 + 1^2 + 1^2 = 36$
Ecart-type total = √36 = 6 On ne peut pas additionner des écart-types, mais on peut additionner des variancesB faux C vrai D faux E faux

Question 9 : A faux B vrai C faux D vrai E vrai
-On calcule le pourcentage commun p = (0,3*100+0,5*200)/(100+200) = 43,3%. A faux B vrai
-Conditions de validité : p * 100 et (1-p) * 100 et p * 300 et (1-p) * 200 sont tous supérieurs à 5 (avec p : le pourcentage commun). C faux D vrai
- La proportion théorique du groupe A n'est pas connue : On ne peut pas calculer un intervalle de pari sur le pourcentage de réussite du groupe A E vrai

Question 10 : A vrai B faux C faux D faux E vrai
-Si à l'issue du test |z| > 1,96 : La différence est statistiquement significative au seuil de risque 5%. A vrai B faux
-Pour trouver le degré de signification qui correspond à Z = 5, nous utiliserons la table de la loi normale bilatérale :
pour Z = 4,9 nous trouvons $\alpha = 0{,}000\ 001$ dans la table
Pour Z = 5,3 nous trouvons α = 0,000 0001 dans la table (TABLE BILATERALE POUR LES PETITES VALEURS DE LA PROBABILITÉ α) : Le degré de signification est donc très inférieur à 0,01.
C faux D faux E vrai

Question 11 : A faux B vrai C faux D vrai E faux
Les hypothèses Ho et H1 portent toujours sur des valeurs théoriques et non pas sur des valeurs observées: H0 : $\pi A = \pi B = \pi$ et H1 : μa différent de μb A faux B vrai C faux D vrai E faux

Question 12 : A vrai B vrai C vrai D faux E faux
- L'intervalle de confiance de niveau 95 % est 100 ± 1,96 × √(3600/100) = 100 ± 2,576 × 6 = [88 ;112]. A vrai
- L'intervalle de confiance de niveau 60 % est 100 ± 0,524 × √(3600/100) = 100 ± 0,524 × 6. B vrai
- L'intervalle de confiance de niveau 99 % est 100 ± 2,576 × √(3600/100) = 100 ± 2,576 × 6. C vrai
- Condition de validité : n ≥ 30 D faux
- La probabilité que la vraie moyenne de la population soit exactement égale à 100 est de 0 % car il s'agit d'une loi normale continue (le théorème Central Limite s'applique ici) donc P(X = x) = 0 ; en effet, la probabilité que la variable aléatoire X soit exactement égale à une valeur ponctuelle x, est nulle. E faux

Question 13 : A faux B faux C vrai D faux E faux
- n ≥ 30 donc les conditions de validité sont respectées : A faux
- $z = \frac{5{,}9 - 6}{\sqrt{(1{,}2/100)}} = 0{,}91 < 1{,}96$: la différence n'est pas statistiquement significative au seuil de risque 5%.

Variance : $S^2 = \frac{\Sigma_i(m - x_i)^2}{n-1} = \frac{\Sigma_i x_i^2 - \frac{(\Sigma_i x_i)^2}{n}}{n-1} = \frac{3600 - 590^2/100}{99} = 1,2$ Ecart-type = $\sqrt{(1,2)}$

Moyenne = 590/100 = 5,9 B faux C vrai

- $|z| < 1,96$: la différence n'est pas statistiquement significative, on ne calcule donc pas le degré de signification. D faux E faux

Correction des exercices : série 3

Question 1 : A faux B vrai C vrai D vrai E faux

-Hypothèse nulle: la forme de la maladie et la douleur sont indépendantes A faux B vrai

-Si la forme de la maladie et la douleurs sont indépendantes alors Pr (forme de la maladie=X n douleur=présente) = Pr (forme de la maladie =X) * Pr(douleur=présente) C vrai

- degré de liberté = (nbre colonnes -1)*(nbre lignes – 1) = (3-1)*(2-1) = 2 D vrai
- Les conditions de validité portent sur les effectifs calculés / théoriques E faux

Question 2 : A faux B faux C vrai D faux E faux

- Le paramètre calculé vaut 8 = 1+1+1+1+2+2 = $5^2/25 + 5^2/25 + 5^2/25 + 5^2/25 + 10^2/50 + 10^2/50$ A faux
- 8 > 5,99 : Khi^2 calculé > Khi^2 tabulé : donc différence statistiquement significative B faux
- Khi^2 tabulé : 5,99 pour $\alpha = 0,05$

Khi^2 tabulé : 9,21 pour $\alpha = 0,01$

Khi^2 calculé = 8 : le degré de signification est donc compris entre 0,05 et 0,01 C vrai D faux E faux

Question 3 : A vrai B faux C faux D vrai E faux

- C'est la définition du degré de signification : Risquer de conclure à tort à l'hypothèse alternative H1 dans 1% des cas A vrai B faux C faux
- C'est la définition du degré de signification : La différence observée avait moins de 1% de chances d'être observée sous H0 D vrai E faux

Question 4 : A faux B faux C faux D faux E vrai

- La puissance est la probabilité de détecter une différence spécifiée a priori, pour faire ce calcul on a dû définir une valeur pour l'hypothèse alternative H1 A faux B faux C faux D faux E vrai

Question 5 : A faux B faux C faux D vrai E vrai

-Le risque Beta représente la probabilité de conclure à tort que H0 est vraie

- Le risque Beta représente le complémentaire de la puissance (à pouvoir détecter une différence si elle existe) A faux B faux C faux D vrai E vrai

Question 6 : A faux B faux C faux D faux E vrai

$$Z = \frac{(0,1 - 0,03)}{\sqrt{((0,03)*(0,97)/100)}}$$

Mais les conditions d'application du test ne sont pas remplies car $\pi * n = 0,03 * 100 = 3 < 5$ A faux B faux C faux D faux E vrai

Question 7 : A faux B faux C vrai D vrai E faux

- $Z = \frac{(50-53)}{\sqrt{((25/36)+(36/36))}} = -2,3 > 1,96$: la différence est significative pour un risque α de 5%

On peut donc conclure que les indices de masse corporelle sont plus élevés dans les Hauts de Seine qu'à Paris car il y a bien eu tirage au sort (sélection aléatoire donc les échantillons sont représentatifs) A faux B faux C vrai

-L'hypothèse nulle H0 est que μParis – μHautsDeSeine = 0 : D vrai
-Les conditions d'application du test sont remplies car n ≥ 30 dans chacun des deux groupes : E faux

Question 8 : A faux B faux C faux D faux E vrai
-H1 suit une loi normale de type N(-2,3 ;1) car Z = Δ/Sd
P(H1<-1,96) + P(H1>1,96) = puissance
P(H1>1,96) négligeable dans ce contexte
P(H1< -1,96) = P(Z < (-1,96)-(-2,3)) = P(Z<0,34) = 63% A faux B faux C faux D faux E vrai

Question 9 : A faux B faux C faux D vrai E faux

$$n = [1,96 + u_{2\beta}]^2 \frac{\sigma_A^2 + \sigma_B^2}{[\mu A - \mu B]^2} = (1{,}95 + 1{,}64)^2 * \frac{5^2 + 5^2}{2^2} = 162 \text{ pour chacun des groupes}$$

$U_{10\%}$: 1,64 (dans la table bilatérale de la loi normale)
Donc 162 * 2 = 324 sujets au total pour les deux échantillonsA faux B faux C faux D vrai E faux

Question 10 : A faux B faux C vrai D faux E vrai
-Il s'agit d'un test apparié :
Z = md / Sd = 1/(3/√64) = 2,67 A faux C vrai

-V(Xavant - Xaprès) = V(Xavant) + V(Xaprès) - 2*COV(avant ;après) = 3^2
$3^2 = 5^2 + 6^2$ - 2*COV COV = 52/2 = 26 B faux

- Pour α = 0,01 Z = 2,57
Pour α = 0,001 Z = 3,39
Donc pour un Z calculé = 2,67 le degré de signification est inférieur à 1% D faux E vrai

Question 11 : A vrai B faux C faux D vrai E faux F faux
-$Z = \frac{0,5}{\sqrt{5^2/64}}$ = 0,8 < 1,96 : On n'a pas montré de différence statistiquement significative
Il n'est donc pas nécessaire de calculer un degré de signification
Avec n=64 : taille de l'échantillon initial
A vrai B faux C faux D vrai E faux F faux

Question 12 : A faux B vrai C vrai D faux E vrai
-Le théorème central limite s'applique aussi aux variables binaires si $n\pi \geq 5$ <u>et</u> $n(1-\pi) \geq 5$ A faux
-Le théorème central limite concerne toutes les variables aléatoires quantitatives si n≥30 : B vrai
- Mn suit une distribution normale de moyenne E(X), de variance var(X)/n si n≥30 : C vrai D faux
- (Mn - E(X)) / √(var(X)/n) suit une loi normale centrée réduite distribution si n≥30 E vrai

<u>Correction des exercices : série 4</u>

Question 1 : A faux B vrai C faux D faux E faux

P(Grave) = 0,2 P(Grave/X<10) = 0,25 P(X<10) = 0,5
Se = P(T+/Malade) = P(X<10/Grave) = ?
Formule bayésienne : $P(X<10/Grave) = \frac{P(Grave/X<10)*P(X<10)}{P(Grave)} = \frac{0{,}25 * 0{,}5}{0{,}2} = 0{,}625$

A faux B vrai C faux D faux E faux

Question 2 : A faux B faux C vrai D faux E faux

P(Grave/X>10) = ?

P(Grave) = 0,2 P(Grave/X<10) = 0,25 P(X<10) = 0,5 P(X>10)= 1 - P(X<10)

Formule des probabilité totales :

P(Grave) = P(Grave/X<10)*P(X<10) + P(Grave/X>10)*P(X>10)

x = P(Grave/X>10)

0,2 = 0,25 * 0,5 + x * (1-0,5)

0,075/0,5 = x x = P(Grave/X>10) = 0.15 A faux B faux C vrai D faux E faux

Question 3 : A faux B faux C vrai D faux E faux

P(X>10/PasGrave) = ? P(PasGrave) = 1 – P(Grave)P(X>10) = 1 – P(X<10)

Formule Bayesienne : $P(X>10/PasGrave) = \frac{P(PasGrave/X>10) * P(X>10)}{P(PasGrave)} = \frac{(1-0,15) * (1-0,5)}{(1-0,2)} = 0,53$

A faux B faux C vrai D faux E faux

Question 4 : **A faux B faux C vrai D faux E faux**

Pour la Forme la plus Grave : X suit une loi normale N(5 ; σ = 5)

Se = P(T+/Grave) = P(X<Seuil/Grave) = 0,9

Seuil = ? $P(X<Seuil/Grave) = P(Z< \frac{Seuil - Moy}{\sigma}) = P(Z< \frac{Seuil - 5}{5}) = 0,9$

Pour une probabilité de 90% Z = u = 1,28 (voir la table unilatérale de la loi normale)

$\frac{Seuil - 5}{5} = 1,28$ Seuil = 5 +1,28 *5 = 11,4 A faux B faux C vrai D faux E faux

Question 5 : A faux B vrai C faux D faux E faux

Probabilité d'erreur dans cet échantillon : P(E)

Formule des probabilités totales : P(E)

P(E)= P(T-/Grave) * P(Grave) + P(T+/NonGrave) * P(NonGrave) = P(X>10/Grave) * 100/200 + P(X<10/NonGrave) * 100/200 = ?

Pour la Forme la plus Grave : X suit une loi normale N(5 ; σ = 5)

$P(X>10/Grave) = P(Z> \frac{10-5}{5}) = P(Z>1) = 0,16$ (table unilatérale de la loi normale)

Pour la Forme la moins Grave : X suit une loi normale N(15 ; σ = 4)

$P(X<10/NonGrave) = P(Z< \frac{10-15}{4}) = P(Z<-1,25) = 0,10$ (table unilatérale de la loi normale)

P(X>10/Grave) * 100/200 + P(X<10/NonGrave) * 100/200 = 0,16 * 0,5 + 0,105 * 0,5 = 0,1325

Nombre d'erreurs dans cet échantillon = 0,1325 * 200 = 26,5 A faux B vrai C faux D faux E faux

Question 6 : A vrai B faux C faux D vrai E faux

-Le résultat est binaire : Forme Grave ou Forme Non Grave, il s'agit dont d'une loi binomiale puisque l'événement est répété. Avec n = 100 et p = P(Grave) = 0,2

Loi exacte **:** loi binomiale de paramètres (n=100, p=0,2) A vrai E faux

np = 20 > 5 et n*(1-p) = 80 > 5, il est possible d'utiliser une approximation normale à la loi binomiale

$\mu=n*p=\mathbf{20}$ $\sigma^2=n*p*(1-p)=20*0,8=\mathbf{16}$

-Loi approchée : loi normale de paramètres ($\mu=\mathbf{20}$, $\sigma^2=\mathbf{16}$) B faux C faux D vrai

Question 7 : A faux B vrai C faux D faux E faux

-P(X>12) = ? Loi approchée : loi normale de paramètres (μ=**20**, σ^2=**16**)

P(X>12) = P(Z>$\frac{12-20}{4}$) = P(Z> -2) = 1 – P(Z>2) = 0,977 A faux B vrai C faux D faux E faux

Question 8 : A vrai B faux C faux D faux E vrai

- L'hypothèse H0 est bien définie par $\pi = 0,2$ A vrai

- $Z = \frac{p - \pi}{\sqrt{(p*(1-p)/n)}} = \frac{0,09 - 0,2}{\sqrt{(0,2*(1-0,2)/100)}} = -2,75$ $|2,75|>1,96$ différence statistiquement significative

Avec p = 9/100 donc observation incompatible avec Ho B faux

- Définition du degré de signification : Probabilité d'un événement observé, en se basant sur l'hypothèse Ho

Degré de signification inférieur à 0,01 mais supérieur à 0,001(voir la table bilatérale de la loi normale pour z = 2,75) C faux

- Intervalle de pari au risque 5%

$p \in [\, n*\pi - z_{1-\alpha/2} * \sqrt{(\pi*(1-\pi)*n)}\ ;\ n*\pi + z_{1-\alpha/2} * \sqrt{(\pi*(1-\pi)*n)}\,] = [20-7,84 ; 20+7,84]$ D faux

- Pas de tirage aléatoire, l'échantillon n'est pas forcément représentatif, on peut donc conclure à une différence statistiquement significative mais pas à une relation de causalité E vrai

Question 9 : A faux B faux C faux D faux E vrai

- Intervalle de confiance à 5%

$[0,09 + 1,96*\sqrt{(0,09*0,91/100)}\ ;\ 0,09 - 1,96*\sqrt{(0,09*0,91/100)}] = [0,03 ; 0,15]$

- Vérification aux bornes (borne inférieure) : 0,03 * 100 = 3 < 5 Condition de validité non respectée

A faux B faux C faux D faux E vrai

Question 10 : A vrai B faux C faux D faux E vrai

$2 * z_{1-\alpha/2} * \sigma/\sqrt{n}$: largeur de l'intervalle de confiance

-Si σ diminue, l'intervalle de confiance devient plus étroit A vrai

-Si n augmente, la largeur de l'intervalle de confiance diminue (meilleure précision avec un échantillon plus grand) B faux C faux

- Non, même si n<30 (mais seulement si la distribution des valeurs est normale) la loi de Student peut être utilisée D faux

- si α (risque d'erreur) augmente, 1-α diminue, et la largeur de l'intervalle de confiance diminue E vrai

Question 11 : A faux B faux C vrai D vrai E faux

- Il faut effectuer un test du Khi deux et non pas un test z de l'écart réduit A faux

- degrés de liberté = (4-1)*(2-1) = 3 B faux C vrai

- Ho : Pas de différence selon l'âge D vrai

- H1 suppose une liaison (pas d'indépendance) E faux

Question 12 : A faux B vrai C faux D vrai E vrai

-Condition de validité du test de Khi deux : tous les effectifs calculés doivent être supérieurs ou égaux à 5 A faux B vrai C faux

-20,88 > 7,81 : Khi² calculé > Khi² tabulé (voir la table du khi deux pour v=3 et α =5% seuil = 7,81) : on doit donc rejeter Ho, on conclue qu' il existe une liaison significative entre âge et probabilité de succès D vrai E vrai

Question 13 : A faux B faux C vrai D faux E faux

- Dans la table de Wilcoxon/Mann-Whitney pour deux échantillons (bilatérale), le seuil est de 10 pour n1=7 et n2=8. Ce seuil représente la borne inférieure de l'intervalle de pari de Ho. 15 est bien supérieur à la borne inférieure (10) donc 15 se situe à l'intérieur de l'intervalle de pari de Ho.
On ne peut donc pas conclure à un rejet de Ho. A faux B faux C vrai
- Il n'est donc pas nécessaire de calculer un degré de signification pour ce test (car non rejet de Ho)
D faux E faux

Achevé d'imprimer en novembre 2013 par Normandie Roto Impression s.a.s., 61250 Lonrai
N° d'impression : 133935 – Dépôt légal : novembre 2013 – *Imprimé en France*